MARCUS BRANDNER

MANUKA MAGIC

DAS MANUKA HONIG BEAUTY GEHEIMNIS

Inhaltsverzeichnis

Über den Autor

Lasst uns etwas über den kreativen Kopf und leidenschaftlichen Naturfreund, der hinter diesem Buch steckt, erfahren. Der Autor, Marcus Brandner, ist weit entfernt von dem, was man sich gemeinhin unter einem Schriftsteller vorstellt. Sein Debütwerk in der Welt der Bücher, "Manuka Magic - Das Manuka Honig Beauty Geheimnis", ist ein Zeugnis seiner unerwarteten Reise in die Welt von Manuka Honig und natürlicher Schönheitspflege.

Marcus ist ein absolut normaler Typ, der gerne die einfachen Freuden des Lebens genießt. Sein Tag beginnt mit einer dampfenden Tasse Kaffee, und er teilt unsere Begeisterung für die Natur. Es gibt kaum etwas, was ihn mehr erfüllt, als draußen zu sein und mit seinem Hund durch die Wälder zu streifen. Wandern ist für ihn nicht nur körperliche Betätigung, sondern auch Balsam für die Seele.

Marcus verbrachte mehrere Wochen auf Neuseeland. Auf Manuka Honig-Farmen lernte er von Imkern und half bei der Ernte. Es war faszinierend zu sehen, wie die Bienen von Blüte zu Blüte eilten, um den kostbaren Nektar zu sammeln. Seine anfängliche Neugier verwandelte sich in Begeisterung, und er konnte nicht mehr aufhören, mehr über die Welt des Manuka Honigs zu erfahren.

Er verlor nicht nur sein Herz an Manuka Honig, sondern fand auch eine neue Berufung. Er wurde ein Unterstützer von Honig- und Bienenkulturen, Mitglied in Vereinen, die sich für den Schutz der Bienen und die Förderung von nachhaltigen Imkereien einsetzen. Neben seinem Alltagsjob machte er sich sogar in diesem Bereich selbstständig, um Manuka Honig anzubieten.

Marcus Brandners Reise mit Manuka Honig hat nicht nur sein eigenes Leben bereichert, sondern auch seine Überzeugungen gestärkt. Er hat erkannt, wie wichtig es ist, die Natur zu schützen und gleichzeitig ihre Schätze zu nutzen. Sein Abenteuer ist ein Beweis dafür, dass manchmal die unerwarteten Pfade im Leben uns an die erstaunlichsten Orte führen.

In diesem Buch teilt er seine Begeisterung und sein Wissen mit uns. Er zeigt uns, wie Manuka Honig nicht nur köstlich ist, sondern auch eine wahre Wunderwaffe für Schönheit und Gesundheit sein kann. Denn man ist nie zu alt, um sich von den Wundern der Natur verzaubern zu lassen.

Vorwort

Liebe Leserin, lieber Leser,

es gibt im Leben Momente, in denen du etwas so Faszinierendes entdeckst, dass du einfach nicht anders kannst, als dich voller Begeisterung in ein Abenteuer zu stürzen. Einer dieser magischen Augenblicke ereignete sich für mich während meiner mehrwöchigen Reise durch Neuseeland, als ich zum ersten Mal von dem Wunderlebensmittel "Manuka Honig" erfuhr. Ich hatte vorher noch nie davon gehört. Es fühlte sich für mich an, als hätte ich das bestgehütete Geheimnis der Natur enthüllt. Ich konnte es kaum glauben, war so aufgeregt und konnte es nicht erwarten, mehr darüber zu erfahren.

Jetzt, da du dieses Buch in den Händen hältst, lade ich dich herzlich dazu ein, dich auf eine aufregende Reise einzulassen. Doch bevor wir uns gemeinsam in die Welt des Manuka Honigs begeben, möchte ich mich kurz vorstellen. Mein Name ist Marcus Brandner, männlich, 39 Jahre alt, und dieses Buch, "Manuka Magic - Das Manuka Honig Beauty Geheimnis," ist für mich eine echte Herzensangelegenheit.

Ich bin mir sicher, einige von euch fragen sich jetzt, was ein Typ wie ich in der Welt der Beauty-Bücher zu suchen hat. Ja, das frage ich mich auch. ☺ Spaß beiseite. Nun, ich war schon immer ein neugieriger Mensch - während meiner Zeit in Neuseeland stolperte ich eher zufällig über Manuka Honig und hörte durch Einheimische von seinen beeindruckenden Eigenschaften. Meine Neugier war geweckt, und bevor ich es merkte, fand ich mich in einem wahren Bienenstock voller Emotionen und Informationen wieder.

Doch noch Mal kurz zurück zu mir: Ich nehme mich selbst nicht allzu ernst, aber ich nehme das, was ich tue, sehr ernst. Ich bin sehr ehrgeizig und zielstrebig. Wenn ich mir etwas vornehme, dann ziehe ich es auch durch. Ich habe versucht, all mein Wissen und meine Leidenschaft in dieses Buch zu stecken, in der Hoffnung, dass es euch genauso begeistern wird wie mich. Und vielleicht, nur vielleicht, kann ich auch den ein oder anderen männlichen Leser davon überzeugen, dass es in Ordnung ist, sich nach dem Sport eine Gesichtsmaske zu gönnen, auch wenn man ein Mann ist. Ja, ich tue das auch – aber dazu komme ich gleich.

Hauptsächlich richtet sich dieses Buch natürlich an euch, liebe Leserinnen. Und ich hoffe, dass ihr die inspirierenden Schönheitstipps und Informationen genießen werdet. Lasst euch jedoch nicht davon abhalten, auch euren Partner, Freund oder Ehemann (Affäre besser nicht) in eure Beauty-Rituale einzubeziehen. Glaubt mir, es kann nicht nur Spaß machen, sondern auch den Zusammenhalt stärken. Ich erinnere mich an die Zeit, als meine Freundin und ich uns gegenseitig Gesichtsmasken aufgetragen haben und herzhaft über unsere Spiegelmasken-Looks lachten. Diese Momente der Entspannung und des Lachens förderten unsere Beziehung und schweißten uns zusammen. Natürlich war ich zunächst skeptisch, doch heute bin ich ihr dankbar für diese Entdeckung! Also, zögert nicht, euren Liebsten einzuladen, sich ab und zu auf diese Spaßreise in die Welt der Schönheit einzulassen. Wer weiß, vielleicht entdecken sie, wie ich auch, eine neue Leidenschaft für Hautpflege und Gesundheit – und ihr habt gemeinsam eine großartige Zeit.

Ich begann also, mich intensiv mit Manuka Honig und allem was dazu gehört, zu beschäftigen. Ich las Bücher, durchforstete Studien und sprach mit Experten. Mein Freundeskreis nannte mich bald den „honeybadger" (deutsch: Honigdachs). Ich konnte nicht aufhören, mein Wissen zu vertiefen. Je tiefer ich in dieses Thema eintauchte, desto klarer wurde mir, dass ich dieses Wissen mit so vielen Menschen wie möglich teilen musste. So entstand die Idee zu diesem Buch. Es ist eine Liebeserklärung an die Natur, an die Bienen, an die Wissenschaft und an die unerschöpfliche Quelle der Gesundheit, die Manuka Honig darstellt.

Darüber hinaus möchte ich dir eine besondere Facette dieses Buches vorstellen. Neben umfangreichen Informationen über Manuka Honig und seine zahlreichen gesundheitlichen Vorteile findest du in diesem Buch eine Vielzahl von Rezepten. Ja, du hast richtig gehört - Rezepte! Diese Rezepte decken verschiedene Anwendungen ab, von Hautpflege über Haarpflege bis hin zur Linderung von Erkältungs- oder Halsbeschwerden. Dieses Buch hat also weit mehr zu bieten, als es auf den ersten Blick den Anschein hat.

Ich habe mich bewusst für die Einbeziehung von Rezepten entschieden, da es mir wichtig ist, Theorie und Praxis miteinander zu verbinden. Was könnte besser sein, als das Gelesene sofort in die Tat umzusetzen und die Wirkung des Manuka Honigs selbst zu erleben? Die Anwendung von Manuka Honig in der Pflege deiner Haut, deines Haares oder zur Linderung von Erkältungsbeschwerden kann eine transformative Erfahrung sein.

Ich lade dich herzlich dazu ein, diese Rezepte mit offenem Herzen auszuprobieren und die natürliche Kraft des Manuka Honigs selbst zu erfahren. Eine Extraportion Dank gebührt an dieser Stelle meiner geschätzten Freundin Angi, die selbst erfahrene Kosmetikerin ist. Angi hat mich vor allem bei den Beautythemen und den Rezepten tatkräftig unterstützt. Ihre Expertise und ihre wertvollen Ratschläge haben einen entscheidenden Beitrag zur Qualität dieses Buches geleistet.

Ein riesiger Dank geht an meinen Dad, der während meiner Schreibsessions heldenhaft alle möglichen seltsamen Geräusche und den Stromausfall aufgrund übermäßigen Laptop-Gebrauchs ertragen hat. Ohne seine Geduld und sein Verständnis wäre dieses Buch nie entstanden. Und an meine flauschige Partnerin in Crime, Kiwi – meine Hündin, sie hat die Kunst der Schmuseeinheiten perfektioniert und sorgte stets für die dringend benötigten Pausen. Mit euch beiden an meiner Seite war diese Schreibreise definitiv weniger einsam und weitaus unterhaltsamer. Vielen Dank für eure großartige Unterstützung!

Ich hoffe, dass du, mein(e) liebe(r) Leser(in) genauso viel Freude beim Lesen dieses Buches hast wie ich beim Schreiben. Möge es deine Sinne verzaubern, deine Neugier wecken und dich inspirieren, die magische Welt des Manuka Honigs zu erkunden.

Voller Vorfreude und einem Topf voll Honig,

Dein Marcus

Einleitung

Herzlich willkommen zu unserer gemeinsamen Reise durch die umfangreiche und erstaunliche Welt des Manuka Honigs! Du hast sicherlich schon von den zahlreichen Vorzügen dieses bemerkenswerten Naturprodukts im Vergleich zum herkömmlichen Bienenhonig gehört. Falls nicht – kein Problem. Ich nehme dich mit an die Hand.

Die gesundheitsfördernden Inhaltsstoffe haben ihm Weltruhm verschafft und zu einer einzigartigen Bekanntheit verholfen. Aber wusstest du auch, dass Manuka Honig über den Verzehr hinaus vielfältige Anwendungsmöglichkeiten bietet, um deinem Körper zu Wohlbefinden und Schönheit zu verhelfen? In diesem Buch werden wir gemeinsam die vielseitigen Einsatzgebiete von Manuka Honig für vor allem äußere Anwendungen erkunden und aufdecken. Und zudem, wie der neuseeländische Blütennektar dein äußeres Erscheinungsbild, deine Haut und deine Haare auf natürliche Weise verbessern kann.

Für ein gesundes Körpergefühl ist es wichtig, die Schönheit von innen und außen in Einklang zu bringen. Daher werden wir in diesem Buch nicht nur die gesundheitlichen Aspekte von Manuka Honig für dein allgemeines Wohlbefinden beleuchten, sondern vor allem die Schönheitsgeheimnisse, die er für deine Haut und Haare bereithält. Du wirst entdecken, wie Manuka Honig dich dabei unterstützt, deine Haut zu klären, sie mit Feuchtigkeit zu versorgen, vor vorzeitiger Alterung zu schützen und sogar Hautprobleme wie Akne und Unreinheiten zu lindern.

Außerdem werden wir die erstaunlichen Vorteile von Manuka Honig bei der Haarpflege erkunden, angefangen bei glänzendem und gesundem Haar bis hin zur Reparatur von Haarschäden. Du wirst DIY-Rezepte (Do It Yourself) für Haarmasken und -behandlungen kennenlernen, die auf Manuka Honig basieren und deine Haarpflege auf ein völlig neues Niveau heben.

Aber das ist noch nicht alles! Wir werden auch in die Welt der selbstgemachten Gesichtsmasken, Körperpeelings, Lippenpflege und Wellness-Anwendungen eintauchen, bei denen Manuka Honig als Hauptbestandteil zum Einsatz kommt. Diese Rezepte werden dir nicht nur helfen, deine Haut zu verwöhnen und zu verschönern, sondern dir auch Momente der inneren Entspannung bescheren.

Neben den Schönheitstipps und Rezepten werden wir selbstverständlich auch die wissenschaftliche Seite von Manuka Honig erkunden. Du wirst verstehen, warum Manuka Honig ein weltweit einzigartiger Honig ist, was die Abkürzungen UMF und MGO bedeuten und wie diese Werte seine Qualität bestimmen. Außerdem werden wir die entzündungshemmenden, antibakteriellen und heilenden Eigenschaften von Manuka genauer unter die Lupe nehmen.

Wir werden auch die Welt des Wohlbefindens erkunden und herausfinden, wie du Manuka Honig in Entspannungstechniken wie Meditation, Bädern und Massagen integrieren kannst. Du wirst lernen, wie Manuka Honig bei Schlafproblemen hilfreich sein kann und wie du ihn in deinen ganzheitlichen, gesunden Lebensstil einbeziehst.

Und nicht zuletzt werfen wir einen Blick in die Zukunft und beschäftigen uns mit den neuesten Produkten, Innovationen und Forschungsprojekten im Zusammenhang mit Manuka Honig. Am Ende dieses Buches wirst du einen echten Geheimtipp entdecken - eine Innovation, die die Welt des Honigs auf den Kopf stellen wird. Die Art und Weise, wie wir Honig kennen und genießen, wird vollkommen revolutioniert. Also sei gespannt.

Dieses Buch ist deine Einladung zu einer aufregenden Reise durch die Welt des Manuka Honigs, die nicht nur deine Schönheit, sondern auch dein Wohlbefinden und deine Lebensqualität verbessern wird. Bist du bereit, die Geheimnisse dieses außergewöhnlichen Honigs zu erkunden? Dann lass uns dort beginnen, wo Manuka Honig seine Wurzeln hat.

Kapitel 1 Herkunft, Geschichte & Herstellung

Stell dir vor, du befindest dich in Neuseeland, inmitten einer üppigen und unberührten Naturlandschaft. Mit jedem Schritt, den du in die Wildnis dieses Landes setzt, tauchst du mehr und mehr ein in ein lebendiges Gemälde aus Farben und Klängen.

Eine frische Brise trägt den Duft von wilden Blumen, und die beruhigenden Geräusche des Waldes umgeben dich. In der Ferne hörst du das plätschernde Wasser eines klaren Bachs, der sich seinen Weg durch das grüne Dickicht bahnt. Über dir erstrecken sich majestätische Baumkronen, die das Sonnenlicht sanft filtern und schimmernde Lichtflecken auf den moosbewachsenen Waldboden werfen.

Auf deinem Weg begegnest du einem neugierigen Kea, einem der intelligentesten Papageienarten der Welt, der dich aus den Baumwipfeln heraus beobachtet. Sein schrilles Rufen durchbricht die Stille der Wildnis und erinnert dich daran, dass du in einem lebendigen Ökosystem unterwegs bist.

Die Flora umgibt dich in all ihrer Pracht. Riesige Kauri-Bäume recken sich gen Himmel und bilden majestätische Baumalleen. Farne, so hoch wie ein Mann, säumen deinen Pfad und verleihen der Umgebung einen Hauch von Urtümlichkeit. Die Luft ist erfüllt von einem betörenden Duft nach Frühlingsblüten und Harz.

Du spürst den weichen Waldboden unter deinen Füßen, und das Rauschen des Bachs wird hörbar lauter. Es füllt deine Ohren. Das klare Wasser schlängelt sich durch die Wälder und erinnert dich daran, dass du in einem Land voller natürlicher Schönheit und Harmonie wandelst. Das ist der Zauber der neuseeländischen Wildnis, ein Ort, an dem die Natur in ihrer ursprünglichsten Form erlebt werden kann.

Die Flora Neuseelands ist ein einzigartiges Kaleidoskop von Pflanzen, von denen viele nirgendwo sonst auf der Welt zu finden sind. Neben den Manuka-Sträuchern wachsen hier auch Kauri-Bäume, riesige Farnwedel und endemische Pflanzenarten, die sich über Jahrtausende hinweg entwickelt haben.

Diese natürliche Vielfalt schafft ein einzigartiges Ökosystem, das für die Bienen, die Manuka Honig produzieren, ideale Lebensbedingungen bietet.

Auf deinem weiteren Spaziergang bemerkst du, wie die frische Luft von einem meditativen Summen der Bienen erfüllt wird. Sie fliegen eifrig von einer Manuka-Blüte zur nächsten. Die fleißigen Bienchen sammeln den Nektar von den Manuka-Sträuchern und tragen ihn zurück zum Bienenstock, wo er zu Honig verarbeitet wird. Doch es ist nicht nur der Nektar allein, der Manuka Honig so besonders macht. Die unberührte Umgebung und die Vielfalt der neuseeländischen Flora tragen dazu bei, dass dieser Honig einzigartige bioaktive Verbindungen entwickelt, die ihm seine bemerkenswerten Eigenschaften verleihen.

Die natürliche Pracht dieses Landes schafft die Grundlage für die Entstehung eines außergewöhnlichen Naturprodukts, das weltweit geschätzt wird – Manuka Honig aus Neuseeland.

Die Geschichte von Manuka Honig

Die Geschichte des Manuka Honigs ist eine fesselnde Reise voller Abenteuer, durchzogen von Jahrhunderte alten Traditionen und dem Streben nach Gesundheit und Schönheit. Tauche mit uns in die Vergangenheit ein, wo diese Geschichte beginnt - bei den Māori, den Ureinwohnern Neuseelands. Schon vor vielen Generationen erkannten sie die Heilkräfte des Manuka Honigs. Gemeinsam werden wir die Spuren der Māori verfolgen und verstehen, wie das neuseeländische Völkchen zu einem Schlüsselelement in der Geschichte dieses außergewöhnlichen Honigs wurde.

Die Geschichte des Manuka Honigs ist ein einzigartiges Zusammenspiel von überliefertem Wissen und moderner Forschung, von Tradition und Innovation. Sie bildet die Grundlage für einen wahren Schatz, der heute in der Hautpflege, Haarpflege, Ernährung und sogar in der Medizin Verwendung findet.
Lass uns jetzt gemeinsam erkunden, wie dieses natürliche Wunder die Welt erobert hat.

Die Māori und ihre tiefe Verbindung zu den Bienen

Die Geschichte des Manuka Honigs beginnt bei den Māori, den ursprünglichen Bewohnern Neuseelands. Sie besiedelten diese atemberaubende Insel vor über tausend Jahren und hatten von Anfang an eine enge Verbindung zur Natur und den Bienen Die Māori lebten in großen Kolonien und waren überwiegend in den neuseeländischen Wäldern zuhause.

Für sie hatten Bienen und Honig eine besondere spirituelle Bedeutung. Die Bienen wurden als Boten der Götter angesehen, und ihre Fähigkeit, den süßen, goldenen Nektar aus den Blüten zu sammeln und Honig herzustellen, galt als göttliche Gabe. Dieser Honig war nicht nur eine köstliche Delikatesse, sondern auch ein wichtiger Bestandteil ihrer traditionellen Heilkunst.

Schon damals nutzten die Māori Honig als natürliches Heilmittel bei verschiedenen Gesundheitsproblemen. Sie verwendeten die Blätter und die Rinde der Manuka-Pflanze, um Kräutertees und Extrakte herzustellen. Diese Heilmittel wurden zur Behandlung von Verdauungsbeschwerden, Atemwegserkrankungen, Entzündungen, Wunden und Hautproblemen eingesetzt. Die Manuka-Pflanze wurde zum Symbol für Lebenskraft und Gesundheit in der Māori-Kultur.

Besonders wichtig war, dass die Māori erkannten, dass die Manuka-Pflanze eine Hauptnahrungsquelle für die Bienen darstellte. Denn die Bienen sammelten den Nektar dieser einheimischen Pflanze und verwandelten ihn in einen einzigartigen Honig. Die Māori fanden bereits früh heraus, dass dieses besondere Naturgeschenk ungewöhnlich starke antibakterielle Eigenschaften aufwies, und die besondere Fähigkeit besaß, Infektionen effektiv zu bekämpfen. Ein Geschenk der Götter - damit wurde Manuka Honig zu einem unverzichtbaren Bestandteil ihrer Medizin.

Die Ureinwohner wussten instinktiv um die außergewöhnlichen Eigenschaften dieses goldenen Saftes. Ihre Überlieferungen berichten von seiner Fähigkeit, nicht nur den Körper zu heilen, sondern auch die Seele zu stärken. Die Māori betrachteten Manuka Honig als eine Quelle von Kraft und Wohlbefinden, und ihre traditionellen Rituale und Gesänge spiegeln diese tiefe Wertschätzung wider.

Die enge Verbindung der Māori zu den Bienen und zu Manuka Honig ist ein lebendiges Erbe, das bis heute in Neuseeland bewahrt wird. Ihre spirituelle Verbindung zur Natur und ihr tiefes Verständnis für die Heilkraft des Honigs sind Grundlagen für die moderne Erforschung und Anwendung von Manuka Honig in der Gesundheits- und Schönheitsindustrie. Die Māori waren die Pioniere bei der Entdeckung der außergewöhnlichen Eigenschaften von Manuka Honig - und das vor mehr als 1.000 Jahren!

Die Entdeckung von Manuka Honig durch die Europäer

Im 19. Jahrhundert, einer Zeit, in der die Welt noch weithin unerforscht war und die Kontinente ihre Geheimnisse nur langsam preisgaben, wagten sich europäische Entdecker in die entfernten Regionen der Erde. Neuseeland, mit seiner beeindruckenden und oft rauen Natur, übte eine besondere Anziehungskraft auf diese mutigen Seefahrer aus.

Die Geschichte der Entdeckung von Manuka Honig in Neuseeland führt uns zurück in eben jene Zeit, als die ersten Europäer die Küsten dieses fernen Landes erreichten. Die Küstenregionen boten nicht nur spektakuläre Landschaften, sondern auch eine reiche Tier- und Pflanzenwelt, die für die europäischen Entdecker vollkommen neu und faszinierend war.

Die Expeditionen, die im 19. Jahrhundert in Neuseeland durchgeführt wurden, waren oft gefährliche Unternehmungen. Die wagemutigen Abenteurer stießen auf unerforschte Gebiete und mussten sich den Herausforderungen der Wildnis stellen. Sie kämpften gegen die Elemente, überwanden unwegsames Gelände und erlebten Abenteuer, die in die Geschichtsbücher eingingen.

Während ihrer Expeditionen kamen sie in Kontakt mit den Ureinwohnern Neuseelands, den Māori.
Die Māori erzählten den Siedlern von den erstaunlichen Heilkräften dieses Bienennektars, doch die Europäer waren anfangs skeptisch. Erst im späten 19. Jahrhundert begannen einige neugierige Wissenschaftler und Ärzte, sich für Manuka Honig zu interessieren. Sie wurden beeindruckt von den Berichten über seine erfolgreiche Anwendung bei der Wundversorgung und der Behandlung von Infektionen. In den folgenden Jahrzehnten begannen sie, Manuka Honig in Laboren genauer zu untersuchen.

Ein bedeutender Meilenstein in der Erforschung von Manuka Honig war die Entdeckung des Manuka-Faktors (heute UMF) durch den neuseeländischen Forscher Dr. Peter Molan in den 1980er Jahren. Dieser Faktor stellte einen entscheidenden Durchbruch dar, der die außergewöhnlichen antibakteriellen Eigenschaften von Manuka Honig wissenschaftlich belegte. Der UMF-Wert wurde zu einem Qualitätsmaßstab für Manuka Honig und hilft den Verbrauchern bis heute, die Wirksamkeit des Honigs einzuschätzen.

Die wissenschaftliche Forschung wurde in den kommenden Jahren intensiviert, und so wurden immer mehr beeindruckende Erkenntnisse über seine gesundheitlichen Vorteile aufgedeckt. Forscher weltweit begannen, die bioaktiven Verbindungen im Honig zu identifizieren und ihre potenziellen Anwendungen zu erforschen.

Heute ist Manuka Honig ein fester Bestandteil der modernen Naturheilkunde und ein begehrter Inhaltsstoff in der Hautpflege und Wellnessindustrie. Seine Entdeckung und Erforschung haben die Welt des Honigs revolutioniert und bieten uns die Möglichkeit, seine außergewöhnlichen Vorteile in vollem Umfang zu nutzen. Manuka Honig hat sich im Laufe der Zeit zu einem wichtigen Exportgut für Neuseeland entwickelt und trägt bis heute zur wirtschaftlichen Entwicklung des Landes bei.

Die Geschichte der Entdeckung von Manuka Honig ist somit eine Geschichte von Abenteuerlust, Entdeckungen und dem tiefen Respekt vor der Natur. Sie unterstreicht die Bedeutung, das Wissen indigener Völker zu respektieren und anzuerkennen.

Von der Manuka-Pflanze bis ins Honigglas

Lass uns jetzt den aufregenden Weg von der Manuka-Pflanze bis zu deinem Honigglas verfolgen. Die Manuka-Pflanze, die wissenschaftlich als Leptospermum scoparium bekannt ist, ist wirklich beeindruckend. Sie trägt nicht nur den Namen des berühmten Honigs, sondern spielt auch eine entscheidende Rolle bei seiner Herstellung. Ihre zarten, sternförmigen Blüten verströmen einen einzigartigen und erfrischenden Duft, der die Landschaft Neuseelands prägt.

Aber das Beeindruckende an der Manuka-Pflanze ist ihre Fähigkeit, einen bemerkenswerten Nektar zu produzieren. Dieser Nektar wird von den Manuka-Bienen gesammelt, die sich ausschließlich von den Blüten dieser Pflanze ernähren. Die enge Beziehung zwischen der Manuka-Pflanze und den Bienen ist der Grundstein für die Entstehung dieses außergewöhnlichen Honigs.

Die Manuka-Pflanze, tief verwurzelt in der neuseeländischen Kultur und Natur, ist unsere erste wichtige Station auf der Reise in die Welt des Manuka Honigs. Ihre Einzigartigkeit und ihre besondere Beziehung zu den Bienen sind der Schlüssel zur herausragenden Qualität und Vielseitigkeit dieses Honigs.

Die Entstehung von Manuka Honig ist ein meisterhaftes Zusammenspiel von Pflanzen- und Tierwelt. Sie beginnt früh am Morgen, wenn die ersten Sonnenstrahlen die malerische Landschaft Neuseelands in goldenes Licht tauchen. Die Bienenkolonie erwacht zum Leben, und die emsigen Arbeiterinnen bereiten sich auf einen langen Tag vor. Ihr Auftrag ist klar: Sie sammeln ausschließlich den Nektar der Manuka-Blüten.

Mit einem sanften Summen heben die Bienen ab und es ist faszinierend zu beobachten, wie sie ihre Flugrouten planen und in alle Richtungen ausschwärmen. Da die Manuka-Sträucher oft weit voneinander entfernt sind, legen die Bienen erstaunliche Entfernungen zurück, um die besten Blüten zu erreichen. Ihre Flugfähigkeiten sind beeindruckend und sie können Entfernungen von bis zu 5 Kilometern überwinden.

Die Arbeit der Bienen ist anstrengend und erfordert unermüdlichen Einsatz. Tag für Tag, bei jedem Wetter, fliegen sie von Blüte zu Blüte, um den kostbaren Nektar zu sammeln. Die Manuka-Sträucher blühen zu verschiedenen Zeiten im Jahr, weshalb die emsigen Bienen über einen längeren Zeitraum hinweg kontinuierlich Nektar sammeln.

Der Bienenstock - Ein wahres Naturwunder

Der Bienenstock ist das Herzstück eines jeden Bienenstaates und gleichzeitig ein beeindruckendes Werk der Natur. Hier pulsiert das Leben, und es herrscht nicht nur rege Betriebsamkeit, sondern auch Momente der Ruhe und Pflege. Der Bienenstock ist nicht nur ein Ort, an dem Honig produziert wird, sondern auch der Ort, an dem die Bienenkönigin geboren wird, Eier gelegt werden und die Brut fürsorglich versorgt wird.

Nach einem anstrengenden Arbeitstag kehren die Bienen mit ihrer wertvollen Ernte in den Bienenstock zurück. Sie übergeben sie an andere Bienen, die diese kostbare Fracht weiterverarbeiten. Dabei bereichern sie den Nektar mit verdauungsfördernden Enzymen, die seine Zucker in Glukose und Fructose umwandeln. Dieser Verarbeitungsprozess ist sehr entscheidend, da er den Nektar eindickt und den Wassergehalt reduziert, was wiederum die Haltbarkeit des Honigs wesentlich verlängert.

Sobald der Nektar den optimalen Reifegrad erreicht hat, wird er sorgfältig in die wabenförmigen Strukturen des Bienenstocks überführt. Hier verdunstet das Wasser aus dem Nektar durch das ständige Flügelschlagen der Bienen. Dadurch verdickt sich der Nektar und verwandelt sich in den Honig, den wir kennen und so lieben.

In den Waben des Bienenstocks ist der Honig vor den Einflüssen der äußeren Welt geschützt. Die Bienen tragen Sorge für seine Lagerung und Reifung, indem sie die Waben akribisch mit Wachs versiegeln. Dies hat den Zweck, den Honig vor Feuchtigkeit zu bewahren und jeglicher Kontamination vorzubeugen.

Während der Lagerung im Bienenstock unterliegt der Honig einem natürlichen Fermentationsprozess.

Die Enzyme, die von den Bienen zugefügt wurden, initiieren chemische Veränderungen, die die antioxidativen Eigenschaften des Honigs intensivieren und seine Haltbarkeit erhöhen. Dieser Fermentationsprozess ist verantwortlich für den unverwechselbaren Geschmack und die typische Dicke des Manuka Honigs.

Die Reifezeit im Bienenstock kann variieren und reicht von Wochen bis hin zu Monaten, abhängig von den Umständen und der Verfügbarkeit von Nektar. In dieser Zeit entwickelt der Manuka Honig seine einzigartigen bioaktiven Verbindungen, die ihn so besonders machen. Nach dieser wichtigen Phase ist es dann an der Zeit für die Imker, den Honig zu ernten.

Die Rolle der Imker und Bienenpfleger

Die Imker und Bienenpfleger sind wahre Helden in der Manuka-Honig-Produktion. Ihre Rolle ist mit von entscheidender Bedeutung, da sie die Gesundheit und Produktivität der Bienenkolonien sicherstellen. Sie überwachen die Bienenstöcke aufmerksam und achten darauf, dass alles in bester Ordnung ist und bleibt.

Die Ernte von Manuka Honig erfordert eine besonders behutsame Vorgehensweise, da der Honig äußerst empfindlich auf äußere Einflüsse reagiert. Die Imker und Bienenpfleger setzen schonende Methoden ein, um sicherzustellen, dass der Honig seine kostbaren Eigenschaften bewahrt.

Die Herstellung von Manuka Honig ist nicht nur ein natürlicher Prozess, sondern auch eine über Generationen verfeinerte Kunst. Sie vereint das erstaunliche Wissen, das uns die Natur schenkt, mit dem Geschick und der Erfahrung der Menschen. Das Ergebnis ist ein Produkt von bemerkenswerter Qualität und unglaublicher Vielseitigkeit. Dieses Zusammenspiel von Mensch und Natur ist der Schlüssel zur Herstellung des begehrten neuseeländischen Manuka Honigs.

Kapitel 2 Die Wissenschaft hinter Manuka Honig

In diesem Kapitel beschäftigen wir uns mit den Schlüsselbegriffen, die im Zusammenhang mit Manuka Honig von großer Bedeutung sind. Wenn du dich jemals gefragt hast, was es mit Begriffen wie MGO und UMF auf sich hat, warum sie so wichtig sind und was sie über die Qualität von Manuka Honig verraten, dann lass uns diese Rätsel gemeinsam lösen.

Außerdem werfen wir einen Blick in die aufregende Welt der Forschung und klinischen Studien. Manuka Honig basiert nicht auf bloßen Behauptungen oder Märchen, sondern wird von wissenschaftlichen Erkenntnissen gestützt. Wir tauchen tief in die wissenschaftlich belegten Heilwirkungen von Manuka Honig ein, sei es in der Hautpflege, bei der Wundheilung oder der Mundgesundheit. Die Ergebnisse dieser Forschung sind einfach erstaunlich und werden dein Verständnis von Schönheitspflege und Gesundheit revolutionieren.

Manuka Honig steckt voller Abkürzungen und Zahlen, die auf den ersten Blick wie Geheimsprache wirken. Doch hinter diesen Buchstaben und Werten verbirgt sich das Geheimnis der Qualität und Wirksamkeit von Manuka Honig.

UMF & MGO: Die magischen Inhaltsstoffe

UMF steht für **"Unique Manuka Factor"** und ist ein Qualitätsindex, der speziell für Manuka Honig entwickelt wurde. Er bewertet die natürlichen Eigenschaften und Verbindungen, die Manuka Honig von anderen Honigsorten unterscheiden.

Der UMF-Wert erstreckt sich von 0 bis 30 oder sogar noch höher. Je höher dieser Wert ist, desto mächtiger ist der Manuka Honig und desto beeindruckender sind seine gesundheitlichen Vorzüge. Ein hoher UMF-Wert signalisiert, dass der Honig eine Fülle an bioaktiven Verbindungen in sich trägt.

Ein Manuka Honig mit einem UMF-Wert von 10 oder höher erlangt besondere Wertschätzung für seine zahlreichen gesundheitlichen und kosmetischen Anwendungen. Dieser Honig hat wissenschaftlich nachgewiesene antibakterielle und entzündungshemmende Eigenschaften, die in der Kosmetik und Schönheitspflege hoch im Kurs stehen.

MGO steht für **Methylglyoxal**, eine der entscheidenden bioaktiven Verbindungen im Manuka Honig. Dieses natürlich vorkommende Antioxidans besitzt beeindruckende antibakterielle Fähigkeiten. Die MGO-Konzentration im Honig wird in Milligramm pro Kilogramm (mg/kg) gemessen und variiert je nach dem UMF-Wert des Honigs. Einige Sorten erreichen bis zu 1000 mg/kg. Je höher die MGO-Konzentration, desto effektiver und konzentrierter der Honig. MGO ist somit einer der Zauberstoffe, die Manuka Honig zu einem potenziell heilenden Naturwunder machen.

Einige Produkte sind sogar mit beiden Werten UMF und MGO, gekennzeichnet, um Verbrauchern die Auswahl zu erleichtern und ihnen auf einen Blick die Qualität und die gesundheitlichen Vorzüge des Honigs zu zeigen.

> *Wichtig an dieser Stelle: UMF ist eine geschützte Bezeichnung und darf ausschließlich für Produkte, **die direkt in Neuseeland verkauft werden**, verwendet werden. In Deutschland zu erwerbende Produkte sind deshalb in der Regel nur mit dem MGO-Wert gekennzeichnet.*

Die Bewertungen UMF und MGO sind somit wie ein Reiseführer durch die Welt des Manuka Honigs. Sie helfen den Verbrauchern, das beste Produkt für ihre individuellen Bedürfnisse und Anwendungszwecke auszuwählen.

Die Vielfalt der Inhaltsstoffe von Manuka Honig

Die Qualität des Manuka Honig wird neben dem MGO durch eine Vielzahl von Inhaltsstoffen bestimmt:

Zucker: Zucker in Manuka Honig besteht aus verschiedenen Zuckerarten, darunter Glucose (Traubenzucker) und Fructose (Fruchtzucker). Art und Intensität des Zuckers haben wesentlichen Einfluss auf folgende Eigenschaften:

- Energiequelle: Glucose und Fructose sind leicht verfügbare Energiequellen für den Körper. Dies ist immer dann besonders nützlich, wenn kurzfristig Energie benötigt wird, etwa bei körperlicher Anstrengung oder in Prüfungssituationen.

- Konservierung: Der hohe Zuckergehalt im Manuka Honig dient dessen Haltbarkeit. Er hemmt das Wachstum von Mikroorganismen, wie Bakterien und Hefen. Dies macht Manuka Honig zu einem auf natürliche Weise konservierten Lebensmittel.

- Textur und Konsistenz: Zucker beeinflusst die Textur und Konsistenz von Honig. Je hoher der Zuckergehalt, desto zäher und klebriger ist seine Konsistenz. Ein wesentlicher Unterschied zu anderen Honigsorten.

- Geschmack und Süße: Die Zucker im Manuka Honig verleihen ihm seinen charakteristischen süßen Geschmack, der von vielen geschätzt wird. Er wird deshalb oft als Zuckeralternative in Lebensmitteln und Getränken verwendet.

Wasser: Der Wassergehalt von Manuka Honig - abhängig von dessen Reifegrad beim Ernten - beeinflusst die Konsistenz des Honigs. Nachfolgend die wichtigsten Auswirkungen:

- Feuchtigkeitsspeicherung: Das Wasser im Honig dient dazu, ihn vor Austrocknung zu schützen. Hinsichtlich Haltbarkeitsdauer ist das von besonderer Bedeutung.

- Textur und Konsistenz: Der Wasseranteil beeinflusst, wie gesagt, die Konsistenz und Textur des Honigs. Manuka Honig hat im Allgemeinen einen niedrigeren Wassergehalt im Vergleich zu anderen Honigsorten. Das bedingt die zähe, klebrige Konsistenz.

- Zucker-Konzentration: Der Wassergehalt im Honig hat auch Auswirkungen auf dessen Zucker-Konzentration. Je niedriger der Wasserbestandteil, desto höher ist die Zucker- und Energiekonzentration.

Enzyme: Manuka Honig enthält eine Vielzahl von Enzymen, die zu seiner gesundheitlichen und kosmetischen Wirksamkeit beitragen. Lass uns die wichtigsten Enzyme im Manuka Honig betrachten und erfahren, wofür sie verwendet werden:

- **Glucose-Oxidase:** Dieses Enzym kann den Zuckergehalt im Honig reduzieren, indem es Glucose in Gluconsäure und Wasserstoffperoxid umwandelt. Das entstehende Wasserstoffperoxid trägt zur antibakteriellen Wirkung von Manuka Honig bei, was ihn besonders nützlich bei der Behandlung von Hautproblemen macht.

- **Diastase:** Diastase ist ein Enzym, das bei der Verdauung von Kohlenhydraten hilft. Bei oraler Aufnahme entschärft es Magenbeschwerden und begünstigt die Verdauung.

- **Invertase:** Dieses Enzym spaltet Saccharose (Tafelzucker) in Glucose und Fructose auf, was zur Erhöhung des natürlichen Zuckergehalts im Honig führen kann. Es macht den Honig süßer und angenehmer im Geschmack.

- **Katalase:** Katalase ist ein Enzym, das Wasserstoffperoxid in Wasser und Sauerstoff umwandelt. Dies trägt dazu bei, die antibakterielle Wirkung von Manuka Honig zu verstärken.

- **Amylase:** Ein Enzym, das die Verdauung von Stärke unterstützt. Es unterstützt bei der Aufnahme von Nährstoffen aus stärkehaltigen Lebensmittelprodukten.

- **Phosphatase:** Dieses Enzym spielt eine Rolle bei der Verstoffwechselung von Phosphaten und kann zur Gesundheit der Knochen beitragen.

- **Lipase:** Lipase ist ein Enzym, das Fette abbaut. Es kann dazu beitragen, die Verdauung von Fetten in der Nahrung zu erleichtern.

Aminosäuren: Aminosäuren sind die Bausteine von Proteinen. Im Manuka Honig, wie auch in anderen Honigsorten, sind Aminosäuren enthalten, die verschiedene gesundheitliche Vorteile bieten können:

- **Proteinbildung:** Aminosäuren sind die Grundbausteine von Proteinen. Proteine sind für den Aufbau und die Reparatur von Geweben im Körper unerlässlich. Aminosäuren tragen dazu bei, Proteine zu bilden und zu erhalten

- **Antioxidative Wirkung:** Aminosäuren, wie zum Beispiel Cystein, sind Vorläufer von Antioxidantien wie Glutathion. Antioxidantien schützen die Zellen vor Schäden durch freie Radikale und tragen so zur Gesundheit bei.

> *Zusatzwissen „freie Radikale":* *Freie Radikale sind Stoffwechselprodukte, die auch natürlicherweise im Körper vorkommen. Es handelt sich bei ihnen um aggressive Moleküle, mitunter Sauerstoffverbindungen, denen ein Elektron fehlt. Um sich zu stabilisieren, entziehen sie es anderen hauteigenen Molekülen und schädigen sie somit. (Quelle: gesundheit.gv.at, aufgerufen am 05.10.2023)*

- **Immunsystem:** Aminosäuren sind auch wichtig für die Funktion deines Immunsystems. Sie sind an der Produktion von Antikörpern und anderen Immunmolekülen beteiligt, die deinen Körper vor Infektionen schützen.

- **Energieproduktion:** Bestimmte Aminosäuren können in Energie umgewandelt werden und tragen zur Energiegewinnung im Körper bei.

- **Neurotransmitter:** Einige Aminosäuren sind Vorläufer von Neurotransmittern im Gehirn, die die Kommunikation zwischen Nervenzellen regulieren. Dies kann die Stimmung, den Schlaf und andere neurologische Funktionen beeinflussen.

> *Neurotransmitter* sind biochemische Stoffe, welche Reize von einer Nervenzelle zu einer anderen Nervenzelle oder Zelle weitergeben, verstärken oder modulieren.

- **Wundheilung:** Aminosäuren sind wichtig für die Regeneration von Geweben und können daher zur Wundheilung beitragen.

Vitamine und Mineralstoffe: Auch eine Reihe von Mineralstoffen und Vitaminen finden sich im Manuka Honig wieder. Sie tragen zur allgemeinen Gesundheit und zum Wohlbefinden bei. Hier sind die wichtigsten Mineralstoffe und Vitamine:

- **Mineralstoffe:**

  - **Kalzium:** Kalzium ist wichtig für die Gesundheit der Knochen und Zähne. Es unterstützt auch die Muskel- und Nervenfunktion.
  - **Eisen:** Eisen ist entscheidend für den Transport von Sauerstoff im Blut und kann zur Vorbeugung von Anämie beitragen.
  - **Kalium:** Kalium ist wichtig für die Regulierung des Blutdrucks, die Muskelkontraktion und die Nervenfunktion.
  - **Magnesium:** Magnesium spielt eine Rolle bei der Muskel- und Nervenfunktion, der Energieproduktion und der Gesundheit der Knochen.
  - **Zink:** Zink ist wichtig für das Immunsystem, die Hautgesundheit und die Wundheilung.

- **Vitamine:**

  - **Vitamin B-Komplex:** Manuka Honig kann verschiedene B-Vitamine enthalten, darunter Vitamin B6, Biotin (Vitamin B7) und Niacin (Vitamin B3). Diese Vitamine sind wichtig für den

Energiestoffwechsel, die Hautgesundheit und die Funktion des Nervensystems.

- **Vitamin C:** Vitamin C ist ein starkes Antioxidans, das die Immunfunktion unterstützt, die Kollagenproduktion fördert und zur Hautgesundheit beiträgt.
- **Vitamin A:** Vitamin A ist wichtig für die Sehkraft, das Immunsystem und die Gesundheit der Haut.
- **Vitamin K:** Vitamin K spielt eine Rolle bei der Blutgerinnung und der Gesundheit der Knochen.
- **Folsäure:** Folsäure ist wichtig für die Zellteilung und das Wachstum, insbesondere während der Schwangerschaft.

Phenolische Verbindungen: Manuka Honig enthält verschiedene phenolische Verbindungen, die zu seinen gesundheitlichen Vorteilen beitragen:

- **Leptosperin:** Leptosperin ist eine Verbindung, die ausschließlich im Nektar der Manuka-Blüten vorkommt. Es wird oft als Marker für die Echtheit von Manuka Honig verwendet. Leptosperin erhöht die antibakterielle Aktivität des Honigs.

- **Phenolsäuren:** Manuka Honig enthält verschiedene Phenolsäuren wie Kaffeesäure, Ferulasäure und Chlorogensäure. Diese Verbindungen können Zellschäden reduzieren.

- **Flavonoide:** Flavonoide sind eine Gruppe von phenolischen Verbindungen, die in Manuka Honig vorkommen. Sie können zur Förderung der allgemeinen Gesundheit beitragen.

- **Quercetin:** Quercetin ist ein Flavonoid, das in Manuka Honig gefunden wird. Es kann das Immunsystem unterstützen.

- **Katechine:** Katechine sind eine Art von Flavonoiden, die auch in grünem Tee vorkommen. Sie können zur Gesundheit des Herzens beitragen.

Pollen: Fester, wenn auch geringer Bestandteil von Manuka Honig sind natürlich auch Blütenpollen. Sie helfen, die Herkunft des Honigs zu identifizieren und seine Qualität zu bestimmen.

Duft- und Geschmacksstoffe: Die spezifischen Duft- und Geschmacksstoffe von Manuka Honig können je nach Herkunft und Blütenquelle variieren. Dies verleiht ihm sein charakteristisches Aroma und seinen Geschmack.

Wachs: Im Manuka Honig ist in der Regel nur eine sehr geringe Menge an Wachs enthalten, normalerweise weniger als 1 Prozent. Das Wachs im Honig stammt von den Bienen und wird während des Honigproduktionsprozesses in den Bienenstöcken hinzugefügt.

Zusatzwissen - die Hauptfunktionen von Wachs in einem Bienenstock sind:

Bau von Bienenwaben: Bienenwachs wird von den Bienen verwendet, um die charakteristischen Wabenstrukturen zu bauen, in denen sie Honig, Pollen, Brut und ihre Nahrungsvorräte lagern. Die Waben bieten Schutz und Stabilität für die im Bienenstock lebenden Bienen und ihre Ressourcen.

Isolierung: Bienenwachs wirkt isolierend und schützt den Bienenstock vor Temperaturschwankungen. Dies ist besonders wichtig, um die Brut und den Honig vor extremen Temperaturschwankungen zu bewahren.

Schutz: Wachs bildet eine physische Barriere und schützt den Bienenstock vor dem Eindringen von Schädlingen und Krankheitserregern.

Wachs im Honig hat keinen signifikanten Einfluss auf die Qualität oder die Verwendung des Honigs.

Was bedeutet antibakteriell und entzündungshemmend?

Manuka Honig erweist sich als außergewöhnlich wirksam, insbesondere in Bezug auf seine antibakteriellen und entzündungshemmenden Eigenschaften, die maßgeblich auf den Inhaltsstoff Methylglyoxal (MGO) zurückzuführen sind. Im Vergleich zu herkömmlichem Honig ist MGO in Manuka Honig in signifikant höheren Konzentrationen vorhanden.

Wie genau bewältigt MGO die Herausforderung, sich mit Bakterien auseinanderzusetzen? Hier kommen einige präzise Mechanismen ins Spiel:

- **Inaktivierung von Enzymen:** MGO ist in der Lage, die Enzyme in Bakterien zu deaktivieren, was zu einer Störung ihres Stoffwechselprozesses führt. Dies führt dazu, dass die Bakterien entweder absterben oder sich nicht mehr vermehren können.
- **Beeinträchtigung der Zellmembran:** MGO destabilisiert die Zellmembranen von Bakterien, was zu einem Verlust der Integrität führt und letztendlich zum Tod der Bakterien führt.
- **Bildung von Wasserstoffperoxid:** Durch den Kontakt von MGO mit Körperflüssigkeiten wird Wasserstoffperoxid freigesetzt, das ebenfalls antibakterielle Eigenschaften aufweist und die Bakterien abtötet.

Doch genug von den chemischen Details – wie sieht es mit den klinischen Studien aus?

Studien und Forschung

Ein kurzer Hinweis vorab: Im folgenden Abschnitt beschäftigen wir uns mit wissenschaftlichen Forschungen, die sich mit der Wirkung von Manuka Honig befassen. Dieser Studienabschnitt ist keine leichte Kost, das gebe ich zu, sondern ist vielmehr eine tiefgehende Untersuchung, die die umfangreiche wissenschaftliche Grundlage hinter Manuka Honig beleuchtet. Wir werfen einen genaueren Blick auf die zahlreichen Studien und Erkenntnisse, die die gesundheitlichen Vorteile und Anwendungsmöglichkeiten dieses außergewöhnlichen Honigs verdeutlichen.

Es ist mir ein echtes Anliegen, sicherzustellen, dass du als Leser die Möglichkeit hast, über den Tellerrand zu schauen und tiefer in die Welt der Forschung und Studien einzutauchen. Denn in dieser faszinierenden Sphäre geht es keineswegs nur um Aberglauben oder Hokuspokus. Tatsächlich haben zahlreiche wissenschaftliche Studien die Wirksamkeit und die gesundheitlichen Vorteile von Manuka Honig bestätigt.

Vielleicht interessiert es dich, die Forschungsliteratur zu durchforsten oder Studien zu den spezifischen Inhaltsstoffen zu lesen, die dich ansprechen. Dabei wirst du feststellen, dass die wissenschaftliche Gemeinschaft kontinuierlich daran arbeitet, die Wirkmechanismen von Manuka zu verstehen und zu dokumentieren. Dies ist von entscheidender Bedeutung, um sicherzustellen, dass wir das volle Potenzial dieser natürlichen Ressourcen ausschöpfen können.

Studien zur Hautpflege

1. Eine Studie im *"Journal of Clinical Pathology"* zeigt, dass Manuka Honig eine starke Wirkung gegen verschiedene Bakterienstämme hat, einschließlich solcher, die mit Hautunreinheiten in Verbindung stehen.

> *Die Studie im "Journal of Clinical Pathology" hat festgestellt, dass Manuka Honig antibakterielle Eigenschaften aufweist und die Frühphasen der Biofilmbildung in einem etablierten in vitro-Modell*

beeinflusst. In diesem Modell wurden statische Bakterienkulturen in Vinyl-96-Well-Platten verwendet, um Escherichia coli zu züchten.

Quelle: https://jcp.bmj.com/ (aufgerufen am 25.10.23).

2. Eine kleinere Studie mit 14 Teilnehmern mit atopischer Dermatitis (Ekzem) stellte fest, dass Manuka Honig helfen kann, die Symptome zu lindern, was darauf hindeutet, dass er möglicherweise bei Hautpflegeproblemen nützlich sein könnte

Die Studie trägt den Namen: Manuka honey for skincare: Benefits, uses, and products to try for 2022 und erschien auf medicalnewstoday.com (aufgerufen am 28.10.23)

Studien zur Wundheilung

1. Eine der Studien hat sich mit einer ganz speziellen Art von Bakterien befasst, die Methicillin-resistenten Staphylococcus aureus, kurz MRSA, die bekanntlich ziemlich hartnäckig und resistent gegen viele Antibiotika sind. Die Forscher wollten sehen, ob Manuka Honig hier helfen kann. Sie haben eine Art Mikronadeln mit Manuka entwickelt, um den Honig genau dort abzuliefern, wo er gebraucht wird, und die guten Eigenschaften des Honigs beizubehalten. Und es sieht so aus, als ob Manuka Honig tatsächlich helfen könnte, diese bösen Bakterien zu bekämpfen

Name der Studie: Manuka honey microneedles for enhanced wound healing and the prevention and/or treatment of Methicillin-resistant STAPHYLOCOCCUS AUREUS (MRSA) surgical site infection.

Quelle: https://www.ncbi.nlm.nih.gov/ ((aufgerufen am 28.10.23)

2. In einer anderen Studie wurde Manuka Honig als Verbandmaterial verwendet. Die Idee war, dass der Honig hilft, die Wunde feucht zu halten, was wichtig für eine gute Heilung ist. Außerdem hat der Honig eine Art Selbstreinigungseffekt auf die Wunde, indem er abgestorbenes Gewebe entfernt und so die Heilung fördert. Die Forscher haben festgestellt, dass Wunden, die mit Manuka Honig behandelt wurden, schneller zu heilen schienen. Dies könnte an einer doppelten Wirkung des Honigs auf die Entzündungsreaktion liegen, was im Grunde bedeutet, dass der Honig gleichzeitig die Heilung fördert und die Entzündung lindert.

> *Manuka honey: A promising wound dressing material for the chronic nonhealing discharging wounds: A retrospective study.*
>
> *Quelle: https://www.ncbi.nlm.nih.gov/ (aufgerufen am 28.10.23)*

3. In einer dritten Studie wurde der Heilungsprozess von Wunden untersucht, die täglich mit Manuka Honig behandelt wurden, im Vergleich zu anderen Behandlungen. Die Forscher wollten sehen, wie gut der Honig im Vergleich zu anderen Substanzen wie Hyaluronsäure bei der Heilung von Wunden hilft. Auch hier zeigte sich, dass Manuka Honig eine positive Wirkung auf die Heilung von Wunden haben könnte.

> *Hyaluronic acid, Manuka honey and Acemannan gel: Wound-specific applications for skin lesions.*
>
> *Quelle: https://pubmed.ncbi.nlm.nih.gov/ (aufgerufen am 28.10.23)*

Studien zur Mundgesundheit

1. In dieser Studie haben Forscher herausfinden wollen, ob Manuka Honig helfen kann, Zahnbelag und Zahnfleischentzündung zu reduzieren, da er bekanntermaßen gute antibakterielle Eigenschaften hat. Es war eine Art Testlauf, um zu sehen, wie gut der Honig gegen diese häufigen Mundprobleme wirkt. Die Ergebnisse waren positiv, und es schien, als könnte Manuka Honig eine hilfreiche Rolle spielen, wenn es darum geht, die Mundgesundheit zu fördern und diese Probleme zu bekämpfen.

> *Die Studie mit dem Titel "The effects of manuka honey on plaque and gingivitis: a pilot study" ist auf PubMed erschienen.*
>
> *Quelle: https://pubmed.ncbi.nlm.nih.gov/ (aufgerufen am 25.10.23)*

2. In der zweiten Studie wollten die Forscher sehen, wie gut Manuka Honig im Vergleich zu anderen gängigen Mitteln dabei helfen kann, Zahnbelag zu verhindern. Sie haben Manuka Honig mit einem Mundwasser (Chlorhexidin) und einem Süßstoff (Xylitol) verglichen, die oft zur Mundpflege verwendet werden.

Die gute Nachricht ist, dass Manuka Honig genauso gut wie das Mundwasser dabei helfen konnte, Zahnbelag zu reduzieren. Das bedeutet, dass Manuka Honig eine natürliche Alternative sein könnte, wenn es darum geht, den Mund sauber zu halten und Zahnproblemen vorzubeugen.

> *Die Studie mit dem Titel "Effect of Manuka honey, chlorhexidine gluconate and xylitol on the clinical levels of dental plaque" ist auf PubMed erschienen.*
>
> *Quelle: https://pubmed.ncbi.nlm.nih.gov/ (aufgerufen am 26.10.23)*

3. In Studie Nummer 3 ging es darum, die Wirkung von Manuka Honig auf die allgemeine Mundgesundheit zu untersuchen. Die Forscher waren interessiert, wie Manuka gegen Bakterien wirkt, die sich im Mundraum ansammeln und Probleme wie Zahnbelag verursachen können.

Das Ziel war zu prüfen, ob die antibakteriellen Eigenschaften von Manuka Honig, die schon in anderen Bereichen nützlich gezeigt wurden, auch im Mundraum helfen können, insbesondere im Kampf gegen Bakterien, die mit Zahnfleischerkrankungen in Verbindung stehen. Die Ergebnisse waren vielversprechend. Die Anwendung von Manuka Honig zeigte eine positive Wirkung gegen die Bakterien, was darauf hindeutet, dass er eine nützliche Ergänzung zur Behandlung von Zahnfleischerkrankungen sein könnte. Manuka könnte also auch ein Beitrag zur Verbesserung der Mundgesundheit sein.

> *Die Studie trägt den Titel "Periodontal Application of Manuka Honey: Antimicrobial and Demineralising Effects In Vitro" und wurde im Journal "International Journal of Dentistry" veröffentlicht.*
>
> *Quelle: https://www.ncbi.nlm.nih.gov/ (aufgerufen am 20.10.23)*

Studien zum Thema Haargesundheit

1. Förderung des Haarwachstums: Honig wird aufgrund seiner Fähigkeit, das Zellwachstum zu fördern, als Behandlung zur Wundheilung eingesetzt. Eine Überprüfung aus dem Jahr 2013 zeigt, dass Honig das Wachstum von Epithelzellen fördern kann, was für die Haargesundheit und das Haarwachstum relevant sein könnte

> *„All about using honey for hair health and 10 ways to try today"*
>
> *Quelle: https://www.healthline.com/ (aufgerufen am 28.10.23)*

2. Hautpflege und möglicherweise Haarpflege: Manuka Honig enthält probiotische Eigenschaften und Inhaltsstoffe, die die Hautfeuchtigkeit erhöhen können. Auch wenn der spezifische Artikel sich auf Hautpflege konzentrierte, könnten ähnliche Vorteile auch für die Kopfhaut und möglicherweise für die Haarpflege gelten

TZR: So *This* Is Why Manuka Honey Is In All Your Skincare Products Right Now.

Quelle: https://www.thezoereport.coml (aufgerufen am 28.10.23)

3. Im dritten Punkt geht es um Gewebsregeneration: Manuka Honig kann die Wundheilung und Geweberegeneration durch seine immunmodulatorischen Eigenschaften verbessern. Diese Eigenschaften könnten auch die Heilung und Regeneration der Kopfhaut fördern, was wiederum die Haargesundheit verbessern könnte.

Health Benefits of Manuka Honey as an Essential Constituent for Tissue Regeneration.

Quelle: https://pubmed.ncbi.nlm.nih.gov/ (aufgerufen am 28.10.23)

Das war jetzt nur eine kleine Auswahl an Studien und Forschungsergebnissen. Doch das ist noch lange nicht alles. Die Forschung setzt sich fort! Wissenschaftler weltweit setzen ihre Anstrengungen fort, um alle Geheimnisse von Manuka Honig zu entschlüsseln und neue Anwendungsgebiete zu entdecken. Die wissenschaftliche Untermauerung der Wirksamkeit von Manuka Honig festigt seine Bedeutung als natürliches Schönheitsmittel und therapeutisches Werkzeug. In den nächsten Kapiteln werden wir genauer darauf eingehen, wie du diese Forschungsergebnisse für deine individuellen Bedürfnisse nutzen kannst. Jetzt kommt endlich das, worauf du wahrscheinlich schon die ganze Zeit wartest. Lass uns loslegen.

Kapitel 3 Manuka Honig in der Hautpflege

Nachdem wir uns nun ausführlich mit den wissenschaftlichen Grundlagen und Erkenntnissen über Manuka Honig vertraut gemacht haben, ist es an der Zeit, seine bemerkenswerte Vielseitigkeit in der Hautpflege zu erkunden. Manuka Honig ist unumstritten ein echtes Multitalent für die Pflege und Verbesserung deiner Haut, und sein Auftritt in der Beauty-Branche hat für Aufsehen gesorgt.

Doch was macht Manuka Honig in der Hautpflege so außergewöhnlich? Eines ist ganz klar: seine natürliche Herkunft und beeindruckenden Superkräfte setzen ihn inmitten einer Welt von Hautpflegeprodukten mit chemischen Zusätzen und synthetischen Substanzen ab. Überall dort, wo Menschen eine sanfte, wirksame und vor allem natürliche Hautpflege suchen, erweist sich Manuka Honig als die erste und beste Wahl.

Die einzigartigen Eigenschaften von Manuka Honig bilden einen ganzheitlichen Ansatz zur Hautpflege. Er bekämpft nicht nur einzelne Hautprobleme, sondern unterstützt die Gesundheit deiner Haut umfassend.

Die Manuka-Beautyrevolution

Die heilenden Eigenschaften von Manuka Honig bei der Behandlung von Hautproblemen wurden durch wissenschaftliche Untersuchungen und klinische Studien bestätigt. So war es nur eine Frage der Zeit, bis er seinen Weg in Kosmetik- und Hautpflegeprodukte fand.

Manuka Honig ist in der Lage, Rötungen zu reduzieren, Akne zu bekämpfen, die Haut zu beruhigen und sogar Narben zu verblassen. Dies ist insbesondere für Menschen mit empfindlicher Haut von unschätzbarem Wert, die nach einer natürlichen und effektiven Behandlung suchen. Dank seiner feuchtigkeitsspendenden Eigenschaften findet Manuka Honig auch in Haarpflegeprodukten Anwendung, um trockenes, geschädigtes Haar zu reparieren und ihm neuen Glanz zu verleihen. Aber zum Thema Haarpflege kommen wir später.

Die erstaunlichen Kräfte von Manuka Honig wurden rasch in Fachkreisen bekannt, und Frauen auf der ganzen Welt, die nach einer natürlichen Anti-Aging-Lösung suchten, entdeckten in ihm einen vertrauenswürdigen Verbündeten. In kürzester Zeit eroberte Manuka Honig die Kosmetikindustrie. Die Natur selbst eröffnete eine neue Ära der Schönheitspflege und erinnerte uns daran, dass oft die besten Schönheitsmittel direkt vor unserer Haustür zu finden sind.

Manuka Honig geht ~~unter~~ auf die Haut

Manuka Honig ist für seine natürliche Reinheit und umfassende Wirksamkeit in der Hautpflege mittlerweile auf der ganzen Welt bekannt. Im Gegensatz zu vielen kommerziellen Produkten enthält er keine künstlichen Zusatzstoffe, Duftstoffe oder reizenden Alkohol. Dies macht Manuka Honig in der Anwendung besonders sanft und für Menschen mit empfindlicher Haut äußerst geeignet.

Die natürliche Reinigungskraft von Manuka Honig beruht auf seiner Fähigkeit, Schmutz, überschüssiges Öl und Verunreinigungen effektiv zu lösen und zu entfernen, ohne dabei die natürliche Feuchtigkeitsbarriere deiner Haut zu beeinträchtigen. Dieser sanfte, dennoch effektive Reinigungsprozess macht Manuka Honig zur ersten Wahl für diejenigen, die eine schonende Hautpflege und –reinigung bevorzugen.

Entzündungen spielen eine zentrale Rolle bei vielen Hautproblemen. Sie können Rötungen, Schwellungen, Juckreiz und Unannehmlichkeiten verursachen. Hauterkrankungen wie Akne, Rosazea, Ekzeme und Psoriasis gehen oft mit Entzündungen einher. Sogar normale Haut kann auf äußere Reize wie UV-Strahlen oder Umweltverschmutzung mit Entzündungen reagieren. Was genau kann also Manuka Honig für dich tun?

- **Hautberuhigung:** Manuka Honig kann die Haut beruhigen und Rötungen reduzieren. Dies ist besonders bei Hautproblemen wie Rosazea und empfindlicher Haut von Vorteil, da es dazu beiträgt, Reizungen zu lindern.

- **Reduzierung von Schwellungen:** Entzündungen gehen oft mit Schwellungen einher. Der Honig reduziert die Schwellung und verleiht der Haut ein glatteres Erscheinungsbild.

- **Juckreizlinderung:** Juckreiz ist ein häufiges Symptom von Hautproblemen, die mit Allergien in Verbindung stehen. Manuka Honig trägt zur Linderung des Juckreizes bei.

- **Förderung der Heilung:** Entzündungen können die natürliche Heilungsreaktion des Körpers beeinträchtigen. Manuka Honig beschleunigt die Regeneration der Haut.

Die bioaktiven Verbindungen in Manuka Honig sind der Schlüssel zu seiner Wirksamkeit. Dazu gehören Flavonoide, Polyphenole und bestimmte Enzyme, die bereits in einem vorherigen Kapitel erwähnt wurden. Diese Verbindungen können Entzündungen auf verschiedene Weisen bekämpfen. Manuka Honig hat ohne Zweifel die Hautpflege revolutioniert und zeigt, dass natürliche Lösungen oft die wirksamsten sind. Dieser wertvolle Schatz der Natur bietet eine sanfte und effektive Pflege für deine Haut, damit du sie in ihrer besten Verfassung erhalten kannst.

Reinigung und Tonisierung deiner Haut mit Manuka Honig

Lass uns nun die Kunst der Hautreinigung und Tonisierung mit Manuka Honig erkunden. Dieser natürliche Ansatz zur Hautpflege hat eine lange Geschichte und gewinnt heute zunehmend an Beliebtheit. Warum? Weil Manuka Honig Inhaltsstoffe besitzt, die ihn zu einer idealen Wahl in deiner Hautpflegeroutine machen.

Was genau bedeutet "tonisieren"?

Das Wort "tonisieren" bedeutet, Gewebe oder Muskeln zu stärken oder zu festigen. In der Medizin und Kosmetik kann es sich auf verschiedene Anwendungen beziehen, wie zum Beispiel die Anwendung von Produkten oder Techniken zur Straffung der Haut oder zur Stärkung von Muskeln. Es wird oft im Zusammenhang mit der

Verbesserung der Festigkeit und Elastizität von Geweben verwendet.

Es handelt sich hierbei um einen wichtigen Bestandteil deiner Hautpflegeroutine, der oft übersehen wird, aber einen erheblichen Unterschied für die Gesundheit und Schönheit deiner Haut machen kann. Dieser Schritt folgt in der Regel nach der Reinigung und vor der Anwendung von Seren oder Feuchtigkeitscremes. Lass uns herausfinden, was Tonisieren bedeutet und warum es so wichtig ist.

Was ist das Ziel des Tonisierens?

Das Hauptziel des Tonisierens ist es, deine Haut auf die nachfolgenden Hautpflegeschritte vorzubereiten und sie in ihren optimalen Zustand zu versetzen. Hier sind die wichtigsten Vorteile des Tonisierens:

- **Wiederherstellung des pH-Wertes:** Nach der Reinigung kann der pH-Wert deiner Haut aus dem Gleichgewicht geraten. Ein Toner hilft, den pH-Wert wieder auf das normale Niveau zu bringen, was dazu beiträgt, die Hautbarriere zu schützen und die Haut gesund zu halten.

- **Entfernung von Rückständen:** Selbst nach einer gründlichen Reinigung können Tonpartikel oder Verunreinigungen auf der Haut verbleiben. Ein Toner kann diese Rückstände entfernen und die Haut sauberer machen.

- **Feuchtigkeitsversorgung:** Tonics enthalten feuchtigkeitsspendende Inhaltsstoffe, die die Haut mit Feuchtigkeit versorgen und sie geschmeidiger machen.

- **Porenverfeinerung:** Einige Tonics haben adstringierende (zusammenziehende) Eigenschaften, die vorübergehend deine Hautporen verengen können.

Die Verwendung von Manuka Honig als Teil deiner Hautpflegeroutine kann dir somit helfen, einen gesunden pH-Wert aufrechtzuerhalten, Verunreinigungen zu entfernen, die Haut mit Feuchtigkeit zu versorgen und die Poren zu verfeinern. Eine sanfte, natürliche und wirkungsvolle Methode, um deine Haut in Bestform zu halten. Spannend, oder nicht?

8 einfache Schritte zur Reinigung und Tonisierung mit Manuka Honig:

Das Anwenden von Manuka Honig zur Reinigung und Tonisierung deiner Haut ist einfach, aber die Ergebnisse können erstaunlich sein:

1. **Vorbereitung:** Wasche dein dein Gesicht und deine Hände gründlich. Dadurch wird sichergestellt, dass keine zusätzlichen Verunreinigungen in den Honig gelangen.
2. **Manuka Honig auswählen:** Wähle einen hochwertigen Manuka Honig mit einem hohen UMF oder MGO Gehalt. Du weißt ja bereits, was diese Werte bedeuten. Ich **empfehle einen Manuka Honig von MGO 300+.**
3. **Anwendung:** Nimm eine kleine Menge Manuka Honig (etwa einen Teelöffel) in deine Handflächen und erwärme ihn leicht, indem du ihn zwischen den Händen verreibst. Trage den Honig dann sanft auf dein gesamtes Gesicht auf. Du kannst auch zusätzlichen Honig auf Hals und Dekolleté auftragen, falls gewünscht.
4. **Massage:** Massiere den Honig mit sanften, kreisenden Bewegungen in die Haut ein. Dies fördert die Durchblutung und hilft, Schmutz und Verunreinigungen zu lösen. Die Massage sollte etwa 1-2 Minuten dauern.
5. **Einwirken lassen:** Lasse den Manuka Honig für weitere 5-10 Minuten auf deiner Haut ruhen. In dieser Zeit können die wohltuenden Inhaltsstoffe des Honigs ihre Magie entfalten und deine Haut pflegen.
6. **Abspülen:** Spüle den Honig schließlich mit warmem Wasser ab. Du wirst feststellen, dass er sich leicht abwaschen lässt und kaum klebrige Rückstände hinterlässt.
7. **Tonisieren:** Um den Tonisierungseffekt zu verstärken, kannst du nach dem Abspülen des Honigs dein Gesicht mit kaltem Wasser abspülen. Dies hilft, die Poren zu verengen.

8. **Abtrocknen:** Tupfe dein Gesicht sanft mit einem sauberen Handtuch trocken, anstatt es zu reiben, um die Haut nicht zu irritieren.

Die regelmäßige Anwendung dieser natürlichen Reinigung und Tonisierung mit Manuka Honig hinterlässt deine Haut frisch, sauber und bereit für weitere Hautpflegeschritte.

Manuka Honig als Feuchtigkeitsspender

Wir haben bereits darüber gesprochen, wie vielseitig Manuka Honig in der Hautpflege eingesetzt werden kann. Neben der Reinigung und Tonisierung ist er auch eine ausgezeichnete Wahl, um Feuchtigkeit zu spenden und die Haut hydratisiert sowie strahlend zu halten.

Warum ist Feuchtigkeitsversorgung wichtig?
Eine ausreichende Hydratation ist entscheidend, um die Haut gesund und strahlend zu erhalten. Trockene Haut kann sich schuppig, rau und unangenehm anfühlen und ist anfälliger für Reizungen und vorzeitige Alterungserscheinungen. Um dies zu verhindern, ist die Verwendung von Feuchtigkeitscremes unerlässlich. Sie schützen deine Haut vor Feuchtigkeitsverlust und versorgen sie mit ausreichend Wasser.

Warum ist Manuka Honig die perfekte „Feuchtigkeitscreme"?

Manuka Honig erweist sich erneut als ein bemerkenswertes Geschenk der Natur für die Hautpflege, wenn es darum geht, Feuchtigkeit zu spenden. Hier sind die Gründe, warum Manuka Honig als Feuchtigkeitscreme die beste Wahl ist:

1. **Tief eindringende Feuchtigkeit:** Manuka Honig hat die erstaunliche Eigenschaft, tief in die Haut einzudringen und sie von innen heraus mit Feuchtigkeit zu versorgen. Dies ermöglicht eine lang anhaltende Hydratation und verleiht der Haut ein pralles, gesundes Aussehen.

2. **Schutz der Feuchtigkeitsbarriere:** Er hilft, die natürliche Feuchtigkeitsbarriere der Haut intakt zu halten. Diese Barriere

schützt vor Feuchtigkeitsverlust und äußeren Einflüssen, die die Haut austrocknen könnten.

3. **Beruhigung und Heilung:** Manuka Honig kann bei Hautreizungen und Rötungen helfen. Er fördert auch die Heilung kleiner Hautverletzungen und verleiht der Haut ein geschmeidiges, gesundes Erscheinungsbild.

4. **Antioxidative Wirkung:** Deine Haut wird vor den schädlichen Auswirkungen freier Radikale geschützt, die vorzeitige Hautalterung verursachen können.

Wie verwendest du Manuka Honig als Feuchtigkeitscreme?

Die Anwendung von Manuka Honig als Feuchtigkeitscreme ist einfach und effektiv:

1. Nach der Reinigung und Tonisierung deiner Haut trägst du eine großzügige Menge Manuka Honig gleichmäßig auf dein Gesicht und deinen Hals auf.
2. Massiere ihn sanft in die Haut ein, bis der Honig vollständig eingezogen ist. Dies kann einige Minuten dauern.
3. Lasse ihn 15 bis 30 Minuten einwirken, bevor du ihn mit lauwarmem Wasser abwäschst. Während dieser Zeit kann der Honig seine feuchtigkeitsspendenden und hautpflegenden Eigenschaften entfalten.
4. Verwende Manuka Honig als Feuchtigkeitscreme morgens und abends oder nach Bedarf.

Manuka Honig als Feuchtigkeitscreme ist eine natürliche, wirksame und exklusive Methode, um deine Haut optimal mit Feuchtigkeit zu versorgen und sie in einen Zustand strahlender Gesundheit zu bringen. Gönn deiner Haut diese Luxusbehandlung!

Manuka Honig gegen Akne und Hautunreinheiten

Akne und Hautunreinheiten können nicht nur physisch unangenehm sein, sondern auch das Selbstbewusstsein und das Wohlbefinden negativ beeinflussen. Glücklicherweise bietet die Natur eine effektive Lösung, die sich seit Jahrhunderten bewährt hat: Manuka Honig – wer hätte das gedacht. In diesem Abschnitt erfährst du, wie er als natürlicher Verbündeter gegen Akne und Hautunreinheiten fungiert.

Warum Manuka Honig bei Akne so effektiv ist:

1. **Antibakterielle Kraft:** MGO hindert Aknebakterien daran, sich zu vermehren und Entzündungen hervorzurufen. Deshalb empfehlen wir, einen Honig mit einem Wert von mindestens MGO 300+ zu wählen.

2. **Entzündungshemmende Wirkung:** Entzündungen spielen eine zentrale Rolle bei der Entstehung und Verschlimmerung von Akne. Manuka Honig beruhigt gereizte Haut, reduziert Rötungen und Schwellungen und fördert die Linderung von Akne-Symptomen.

3. **Hauterneuerung:** Manuka Honig unterstützt die natürliche Hauterneuerung und den Heilungsprozess. Dies kann dazu beitragen, dass Akne-Narben und Flecken schneller verblassen und heilen.

4. **Feuchtigkeitsspendend:** Zusätzlich zu seiner Akne bekämpfenden Wirkung spendet Manuka Honig Feuchtigkeit. Dies ist von Vorteil, da viele Akne-Behandlungen die Haut austrocknen können. Der feuchtigkeitsspendende Effekt bewahrt den natürlichen Feuchtigkeitsgehalt deiner Haut.

Anwendung von Manuka Honig gegen Akne

Die Anwendung von Manuka Honig zur Bekämpfung von Akne erfordert Geduld und vor allem Konsistenz. Hier ist eine Schritt-für-Schritt-Anleitung:

1. Beginne mit einer sanften Reinigung deiner Haut, um überschüssiges Öl, Schmutz und Verunreinigungen zu entfernen.
2. Wähle einen hochwertigen Manuka Honig mit einem hohen MGO-Gehalt (300+).
3. Trage eine großzügige Menge Manuka Honig auf die von Akne betroffenen Stellen auf oder auf das gesamte Gesicht, wenn du dies bevorzugst.
4. Lasse den Honig mindestens 15-20 Minuten auf der Haut einwirken, damit er seine Wirkung entfalten kann.
5. Spüle den Honig anschließend vorsichtig mit warmem Wasser ab und tupfe dein Gesicht sanft trocken.
6. Diese Behandlung kann mehrmals pro Woche wiederholt werden, abhängig von deinen Bedürfnissen und der Sensibilität deiner Haut. Die Konsistenz in der Anwendung ist hierbei entscheidend. Und Geduld ist gefragt.

Manuka Honig kann auch als Spot-Behandlung für einzelne Pickel verwendet werden. Trage dazu einfach eine kleine Menge Honig auf die betroffene Stelle auf und lasse ihn über Nacht einwirken. Durch die regelmäßige Anwendung von Manuka Honig kannst du nicht nur Akne bekämpfen und Hautunreinheiten reduzieren, sondern auch eine klarere, gesündere Haut erlangen.

Die Anti-Aging-Zauberkraft von Manuka Honig

Das Streben nach jugendlicher Haut und einem strahlenden Teint begleitet die Menschheit seit Jahrhunderten. In dieser schier endlosen Suche nach der "Quelle der ewigen Jugend" hat sich Manuka Honig als ein mächtiger Verbündeter erwiesen. In diesem Abschnitt werden wir uns den Anti-Aging-Effekten von Manuka Honig im Detail widmen und herausfinden, wie dieses außergewöhnliche Naturwunder die Zeichen der Zeit auf unserer Haut bekämpft.

Warum ist Manuka Honig so effektiv im Anti-Aging?

Manuka Honig ist reich an wertvollen Inhaltsstoffen, die in Kombination eine beeindruckende Wirkung auf die alternde Haut entfalten:

- **Kollagenproduktion:** Kollagen ist ein Schlüsselelement, das unsere Haut straff und elastisch hält. Mit zunehmendem Alter nimmt die Kollagenproduktion ab, was zu Falten und schlaffer Haut führt. Manuka Honig dagegen fördert die Kollagenproduktion – ein wichtiger Schritt, um deine Haut jugendlicher, vitaler und frischer aussehen zu lassen.

- **Antioxidative Eigenschaften:** Manuka Honig schützt die Haut vor freien Radikalen, den Übeltätern der vorzeitigen Hautalterung. Dieser Schutz ist ein entscheidender Schritt im Anti-Aging-Prozess.

- **Feuchtigkeitsspendend:** Ausreichende Hydratation ist ein weiterer Schlüssel zur jugendlichen Haut. Manuka Honig dringt tief in die Haut ein und hilft, Feuchtigkeit zu speichern, wodurch Trockenheitsfältchen minimiert werden.

- **Hauterneuerung:** Regelmäßige Anwendung von Manuka Honig kann die natürliche Hauterneuerung fördern, indem abgestorbene Hautzellen entfernt werden. Das Ergebnis? Deine Haut sieht frischer und strahlender aus.

- **Entzündungshemmend:** Entzündungen tragen zur vorzeitigen Hautalterung bei. Manuka Honig wirkt entzündungshemmend und kann genau diese Rötungen sowie Schwellungen reduzieren.

Anwendung von Manuka Honig für Anti-Aging

Hier ist, wie du Manuka Honig in deine Anti-Aging-Hautpflege-Routine einbeziehen kannst:

- **Reinigung:** Starte deine Anti-Aging-Routine mit einer schonenden Reinigung, um Schmutz und Unreinheiten zu entfernen.

- **Manuka Honig auswählen:** Wähle einen hochwertigen Manuka Honig mit einem hohen MGO-Gehalt (300+), um maximale Ergebnisse zu erzielen.
- **Anwendung:** Trage großzügig Manuka Honig auf dein Gesicht auf und massiere ihn sanft ein. Du kannst ihn auch auf Hals und Dekolleté auftragen.
- **Einwirken lassen:** Lasse den Honig mindestens 20-30 Minuten oder länger einwirken, um die vollen Anti-Aging-Vorteile zu erzielen.
- **Abspülen:** Spüle den Honig anschließend mit warmem Wasser ab und tupfe dein Gesicht vorsichtig trocken.
- **Feuchtigkeitspflege:** Trage deine gewohnte Feuchtigkeitscreme auf, um die hydratisierenden Effekte zu verstärken.

Durch die regelmäßige Anwendung von Manuka Honig kannst du das Erscheinungsbild von feinen Linien und Falten reduzieren, deine Haut straffen und sie strahlender und jugendlicher aussehen lassen. Die natürliche Kraft von Manuka Honig kann dir helfen, der Zeit ein Schnippchen zu schlagen und die Schönheit der Jugend zu bewahren.

Kapitel 4 Haarpflege mit Manuka Honig

Du bist jetzt bestens vertraut mit den Vorzügen von Manuka Honig für deine Haut. Doch wie sieht es mit deinen Haaren aus? In diesem Kapitel nehmen wir uns Zeit, um ausführlich zu erkunden, wie Manuka Honig dir bei der Pflege, Kräftigung und dem Glanz deiner Haare behilflich sein kann. Ich wünsche dir viel Spaß beim Erkunden der Geheimnisse der Haarpflege.

Manuka Honig für glänzendes und gesundes Haar

Dein Haar spielt eine wichtige Rolle in deiner Schönheit und Selbstwahrnehmung. Gesundes, glänzendes Haar kann dein Selbstbewusstsein steigern und deine gesamte Erscheinung aufwerten. Manuka Honig bietet eine natürliche Lösung, um deine Haarpracht in Bestform zu halten.

Feuchtigkeit und Glanz: Ähnlich wie auf der Haut, ist Manuka Honig ein herausragender Feuchtigkeitsspender für deine Haare. Er kann trockenes und sprödes Haar mit Feuchtigkeit versorgen, ihm Glanz verleihen und es geschmeidiger machen. Das Besondere: Manuka Honig ist frei von schädlichen Chemikalien, was bedeutet, dass du ihn in der Regel bedenkenlos verwenden kannst (Vorsicht bei Allergien!).

Haarpflege von innen: Manuka Honig kann nicht nur äußerlich angewendet werden, sondern auch von innen wirken. Wenn du Manuka Honig isst (ja, das ist möglich und sehr lecker!), dann unterstützt er das Haarwachstum und die Gesundheit der Haarfollikel von innen heraus. Dies bedeutet, dass du nicht nur äußerlich, sondern auch von innen für gesundes Haar sorgst – wahre Schönheit von innen!

Antiphlogistisch: Manuka Honig hat die erstaunliche Fähigkeit, Kopfhautprobleme wie Schuppen und Juckreiz zu bekämpfen. Denn eine gesunde Kopfhaut bildet die Grundlage für gesundes Haar. Durch die Integration von Manuka Honig in deine Haarpflege kannst du diese Probleme auf natürliche Weise bewältigen.

Reparatur von Haarschäden: Haarschäden sind oft die Folge von Umwelteinflüssen und Styling-Produkten. Manuka Honig kann diese Schäden reparieren und ihnen entgegenwirken. Das Ergebnis? Spliss und Haarbruch werden reduziert und dein Haar wird widerstandsfähiger und langanhaltend schön.

Manuka Honig in der Haarpflege: Praktische Anwendungen

Schauen wir uns an, wie du Manuka Honig in deine Haarpflegeroutine einbeziehen kannst (Haarpflegerezepte findest du in unserer Rezeptsammlung):

- **Feuchtigkeitsspendende Haarmaske (DIY):** Mische Manuka Honig mit einem Trägeröl wie z.B. Kokosnussöl und trage diese reichhaltige Mischung großzügig auf dein Haar auf. Lasse sie mindestens 30 Minuten oder länger einwirken, bevor du sie gründlich ausspülst. Dein Haar wird weich, glänzend und bestens gepflegt sein.

- **Shampoo und Conditioner:** Achte auf Haarpflegeprodukte, die Manuka Honig als Inhaltsstoff enthalten. Auf diese Weise stärkst und nährst du dein Haar bei jeder Anwendung. Ein hochwertiges Manuka Honig-Shampoo und -Conditioner-Duo kann zu deinem täglichen Repertoire gehören.

- **Haarwuchsförderung:** Durch die Integration von Manuka Honig in deine Ernährung profitierst du von seinen Nährstoffen, die das Haarwachstum unterstützen. Ein Teelöffel Manuka Honig täglich kann bereits einen Unterschied machen. Zusätzlich kannst du das Haarwachstum ankurbeln, indem du eine Haarmaske mit Manuka Honig auf deine Kopfhaut aufträgst und sie sanft einmassierst (siehe Rezeptsammlung).

- **Kopfhautbehandlung (DIY):** Falls du unter Problemen wie Schuppen oder Juckreiz leidest, verdünne Manuka Honig mit Wasser und massiere diese beruhigende Mischung sanft in deine Kopfhaut ein. Lasse sie 5-10 Minuten einwirken und spüle sie dann aus. Auf diese Weise werden Kopfhautprobleme gelindert und deine Kopfhaut bleibt frisch und gesund.

- **Haarspülung:** Nach dem Waschen deines Haares mit Shampoo, trage eine Mischung aus Manuka Honig und warmem Wasser als Spülung auf. Lasse sie einige Minuten einwirken und spüle sie dann aus. Dies verleiht deinem Haar zusätzliche Feuchtigkeit und Glanz.

- **DIY-Haarmasken:** Kreiere deine eigenen Haarmasken, indem du Manuka Honig mit anderen natürlichen Zutaten wie Avocado, Joghurt oder Eiern mischst. Diese Masken können spezifische Haarprobleme angehen und gleichzeitig Feuchtigkeit und Pflege bieten. Du findest DIY-Rezepte für Haarmasken weiter hinten im Buch.

- **Natürlicher Glanz:** Trage eine kleine Menge Manuka Honig auf trockenes oder bereits gestyltes Haar auf, um ihm sofortigen Glanz zu verleihen. Achte darauf, den Honig gleichmäßig zu verteilen, um ein klebriges Gefühl zu vermeiden.

Manuka Honig ist übrigens nicht nur für Erwachsene geeignet, sondern auch für Kinder und ältere Menschen. Es ist eine sanfte und natürliche Möglichkeit, das Haar und die Kopfhaut in jeder Altersklasse zu pflegen. Die Verwendung von Manuka Honig in der Haarpflege kann dir dabei helfen, die Gesundheit deiner Haare zu fördern, sie vor Umwelteinflüssen zu schützen und ihnen einen natürlichen Glanz zu verleihen. Ganz gleich, ob du intensive Pflege benötigst oder einfach nur gesundes, strahlendes Haar wünschst – Manuka Honig wird zu deinem verlässlichen Begleiter auf dem Weg zu einer wunderschönen Haarpracht.

Egal für welche Anwendung du dich entscheidest: Du wirst schon bald bewundernde Blicke auf dich ziehen! ☺

Behandlung von Haarschäden mit Manuka Honig

Haarschäden sind eine weitverbreitete Sorge, die viele von uns betrifft. Unsere Haare können unter einer Vielzahl von Faktoren leiden, darunter exzessives Styling, Hitze, chemische Behandlungen und Umweltbelastungen. Die Folgen zeigen sich oft in Form von Spliss, Brüchigkeit, Trockenheit und insgesamt leblos aussehendem Haar. Geschädigtes Haar kann frustrierend sein. Aber es gibt Hoffnung und eine natürliche Lösung, die wir in diesem Abschnitt genauer erkunden wollen.

Haarschäden: Die Ursachen

Um Haarschäden effektiv angehen zu können, ist es entscheidend, die Gründe dafür zu verstehen. Haarschäden entstehen, wenn die schützende äußere Schicht des Haarschafts, die normalerweise vor Schäden bewahrt, abgetragen wird. Dies kann durch chemische Behandlungen wie Färben, Bleichen oder Dauerwellen, übermäßige Anwendung von Hitze-Styling-Tools oder den Einsatz aggressiver Haarpflegeprodukte verursacht werden. Das Resultat sind Haare, die spröde, trocken und anfällig für Spliss und Bruch sind.

Manuka Honig zur Reparatur von Haarschäden

Manuka Honig bietet eine natürliche Lösung zur Reparatur von geschädigtem Haar und seiner Wiederbelebung:

- **Feuchtigkeitsversorgung:** Trockenes Haar sehnt sich nach Feuchtigkeit, um wieder gesund auszusehen. Manuka Honig hat die erstaunliche Eigenschaft, Feuchtigkeit tief in die Haarstruktur zu ziehen und es von innen heraus zu hydratisieren. Dies hilft, Trockenheit und Sprödigkeit zu reduzieren.

- **Stärkung der Haarfollikel:** Manuka Honig stärkt die Haarfollikel und fördert das Haarwachstum. Dies ist besonders hilfreich, wenn Haarbruch oder dünner werdendes Haar ein Problem darstellen.

- **Entzündungshemmung:** Geschädigtes Haar geht oft mit Entzündungen einher, insbesondere, wenn die Kopfhaut betroffen ist. Manuka Honig kann Rötungen und Irritationen lindern und somit zur Gesundheit der Kopfhaut beitragen.

- **Verbesserter Glanz und Geschmeidigkeit:** Manuka Honig kann die äußere Schicht des Haares glätten, was zu einem glänzenden und gesünderen Aussehen führt. Dies verleiht dem Haar neuen Glanz und eine angenehme Geschmeidigkeit.

Anwendung von Manuka Honig zur Behandlung von Haarschäden

Die Anwendung von Manuka Honig zur Reparatur von Haarschäden ist einfach und effektiv. Probiere es aus:

- **Haarmaske:** Du kannst die gleiche Maske, wie oben schon beschrieben, auch für Haarschäden herstellen: Mische Manuka Honig mit einem Trägeröl wie Kokosöl oder Olivenöl. Trage diese Mischung großzügig auf das gesamte Haar auf und lasse sie mindestens 30 Minuten oder länger einwirken, bevor du sie gründlich ausspülst.

- **Kopfhautmassage:** Wenn deine Kopfhaut gereizt ist oder du unter Schuppen leidest, verdünne Manuka Honig mit etwas Wasser und massiere diese beruhigende Mischung sanft in deine Kopfhaut ein. Lasse sie einige Minuten einwirken und spüle sie dann aus.

- **Conditioner:** Du kannst auch deinem Conditioner etwas Manuka Honig hinzufügen, um die Vorteile bei jeder Haarwäsche zu genießen.

Um die besten Ergebnisse zu erzielen, wiederhole die Behandlung mindestens einmal pro Woche. Je länger der Zeitraum, desto besser werden die Ergebnisse sein. Mit der richtigen Pflege und regelmäßiger Anwendung von Manuka Honig kannst du geschädigtem Haar seine Gesundheit und seinen Glanz zurückgeben.

Warum DIY-Haarmasken?

Selbstgemachte (DIY=„do it yourself") Haarmasken und -behandlungen mit Manuka Honig sind eine herausragende Möglichkeit, die Vorteile dieses kostbaren Naturprodukts voll auszuschöpfen. Wir möchten dich dazu inspirieren, deine Kosmetika bzw. Anwendungen selbst herzustellen, denn selbstgemachte Haarmasken und -behandlungen bieten überzeugende Vorteile:

- **Kontrolle über die Inhaltsstoffe:** Du bestimmst, welche natürlichen Zutaten in deine Haarmasken kommen. Das bedeutet, dass du potenziell schädliche Chemikalien und Zusatzstoffe vermeiden kannst.

- **Anpassungsfähigkeit:** DIY-Haarmasken können an deine individuellen Bedürfnisse angepasst werden. Ob du trockenes, fettiges, lockiges oder glattes Haar hast, du kannst eine Maske kreieren, die speziell auf dein Haar zugeschnitten ist.

- **Kosteneffizienz:** Selbstgemachte Haarmasken sind oft kostengünstiger als kommerzielle Produkte und können aus erschwinglichen, leicht erhältlichen Zutaten hergestellt werden.

- **Nachhaltigkeit:** Durch die Verwendung von natürlichen Zutaten und die Herstellung von DIY-Haarmasken trägst du zur Reduzierung von Verpackungsmüll und Umweltauswirkungen bei.

In unserer Rezeptsammlung findest du DIY-Rezepte inklusive Anleitungen, um dein geschädigtes Haar wieder in Topform zu bringen. Probiere sie aus und gib deinem Haar die Pflege, die es verdient!

Kapitel 5 Gesichtsmasken und Körperpeelings mit Manuka Honig

Stell dir vor, du stehst vor dem Spiegel und schaust dir tief in die Augen. Dein Spiegelbild offenbart mehr als nur die äußere Hülle deines Körpers – es ist die Leinwand, auf der deine Lebensreise, deine Erfahrungen und deine Gesundheit sichtbar werden. In dieser Reise betritt Manuka Honig die Bühne als ein natürlicher Verbündeter auf dem Pfad zur Gesundheit und strahlenden Haut.

Die Magie von Manuka für deine Haut
Manuka Honig ist wie ein geheimer Zaubertrank für deine Haut. Seine einzigartige Mischung aus Nährstoffen, Enzymen und antioxidativen Inhaltsstoffen macht ihn zu einer wahren Revolution in der Welt der Hautpflege.

Feuchtigkeit, die unter die Haut geht
Eine Schlüsselkomponente für strahlende Haut ist die richtige Feuchtigkeitsversorgung. Manuka Honig übernimmt diese Rolle mit Bravour. Er zieht nicht nur Feuchtigkeit aus der Umgebung an, sondern speichert sie auch tief in den Hautschichten. Das Ergebnis? Deine Haut fühlt sich nicht nur sofort hydratisiert an, sondern behält diese Feuchtigkeit auch langfristig bei.

Antioxidative Verteidigung gegen die Zeichen der Zeit
Der tägliche Kampf gegen freie Radikale, Umweltverschmutzung und Stress kann deine Haut vorzeitig altern lassen. Manuka Honig, reich an Antioxidantien, wird zu deinem mächtigen Verteidiger gegen diese Angreifer. Er schützt deine Hautzellen vor Schäden, minimiert das Erscheinen von feinen Linien und Fältchen und schenkt dir einen jugendlichen, strahlenden Teint.

Wohltat für empfindliche Haut
Rötungen, Irritationen und empfindliche Haut? Manuka Honig ist der sanfte Lebensretter. Seine beeindruckenden entzündungshemmenden Eigenschaften beruhigen deine Haut, reduzieren Rötungen und fördern die Heilung von Hautunreinheiten. Das ist ein wahres Geschenk, besonders wenn deine Haut sanfte Fürsorge und Aufmerksamkeit braucht.

Die heilende Berührung für geschädigte Haut
Wenn deine Haut nach Pflege lechzt, sei es durch Sonnenschäden, Akne oder andere Irritationen, wird Manuka Honig zum zarten Heiler. Seine natürlichen antibakteriellen Eigenschaften fördern die Wundheilung, bekämpfen Bakterien und unterstützen die Hautregeneration. Das Ergebnis? Ein strahlender Teint und eine Haut, die wieder lebendig und erfrischt wirkt.

Die Beauty-Routine neu definiert
Manuka Honig ist mehr als nur ein weiteres Produkt in deiner Beauty-Routine; er ist eine Verpflichtung zu natürlicher, ganzheitlicher Pflege. Wenn du deine Hautpflege auf eine höhere Stufe heben möchtest, wird Manuka Honig zu deinem treuen Begleiter auf der Reise zu strahlender, gesunder Haut. Lass die Magie der Natur auf dich wirken und erlebe die Transformation, die Manuka Honig für deine Haut bereithält. Es ist an der Zeit, deine Hautpflege auf das Wesentliche zu konzentrieren – und dieses Wesentliche ist Manuka Honig.

Warum Gesichtsmasken und Körperpeelings wichtig sind

Stell dir vor, es ist ein langer, anstrengender Tag, draußen ist die Kälte bitter und deine Seele verlangt nach einer entspannenden Auszeit. In solchen Momenten wird uns klar, wie wohltuend und revitalisierend ein entspannendes Bad gefolgt von einer liebevollen Körperpflege sein kann. Selbst während der eisigen Wintermonate, wenn unsere Haut oft unter der Trockenheit und Kälte leidet, erweisen sich Gesichtsmasken und Körperpeelings mit Manuka Honig als eine wahre Wohltat für Körper und Seele.

Gesichtsmasken und Körperpeelings sind unverzichtbare Schritte in der Hautpflege, die eine entscheidende Rolle in der Erhaltung der Gesundheit und Schönheit deiner Haut spielen. Die Verwendung bietet dir die Möglichkeit, dich zu verwöhnen und gleichzeitig von den heilenden Eigenschaften dieses außergewöhnlichen Naturprodukts zu profitieren.

Es ist ein wahrer Luxus, den du dir gönnen solltest, um deinen Körper und deine Seele gleichermaßen zu pflegen und zu nähren. Selbstfürsorge wird so zu einem ganzheitlichen Erlebnis, das dich auch an den dunkelsten Tagen zum Strahlen bringt. Also, gönn' dir diese Zeit einfach – du hast es verdient!

Kapitel 6 Manuka Honig als Wellness-Produkt

Ich heiße dich herzlich Willkommen in der Manuka-Wellness-Wohlfühl-Oase. In diesem Kapitel dreht sich alles um das Thema Wellness. Wir werden eine Fülle von Anwendungen erkunden, die von Massagen und Hautpflege bis hin zu Stressabbau und Entspannungstechniken reichen. Manuka Honig hat sich ganz klar einen festen Platz in der Welt des Wohlbefindens verdient.

Lass uns gemeinsam Körper und Geist in Einklang bringen und herausfinden, wie Manuka Honig dabei eine bedeutende Rolle spielt.

Manuka Honig und Entspannungstechniken

Jetzt wird es gemütlich! Wir erkunden die Welt der Entspannung und sehen, wie Manuka Honig uns dabei helfen kann, innere Ruhe und Gelassenheit zu finden. Entspannung ist ein Schlüssel zu einem gesunden Lebensstil, der unser Wohlbefinden steigert. Und rate mal, Manuka Honig hat hier eine einzigartige Rolle zu spielen.

A. **Manuka Honig und Meditation**: Viele Menschen haben Manuka Honig in ihre Meditationspraxis integriert. Die beruhigende Wirkung des Honigs hilft dabei, den Geist zu entspannen und die Konzentration zu fördern. Manuka wird bereits von zahlreichen Suchenden auf ihrem spirituellen Pfad geschätzt.

B. **Entspannende Bäder mit Manuka Honig**: Ein heißes Bad mit Manuka Honig ist eine wahre Wohltat. In diesem Abschnitt erfährst du, wie du dieses Badeerlebnis mit Manuka Honig maximieren kannst, um Stress abzubauen und gleichzeitig deine Haut zu verwöhnen.

C. **Manuka Honig als Schlafhilfe**: Ein erholsamer Schlaf ist von entscheidender Bedeutung für unser Wohlbefinden. Wir werden untersuchen, wie Manuka Honig dir hilft, Schlafstörungen zu überwinden und eine erholsame Nachtruhe zu fördern.

D. **Massagen mit Manuka Honig**: Die Kombination von Massage und Manuka Honig kann eine tiefgreifende Entspannung bieten. Hier erfährst du, wie diese Technik angewendet wird und welche erstaunlichen Vorteile sie bietet.

E. **Atemübungen und Manuka Honig**: Wir werden uns mit Atemtechniken befassen, die in Kombination mit Manuka Honig Stress reduzieren und das allgemeine Wohlbefinden steigern können.

Dieser Abschnitt wird dich dazu inspirieren, Manuka Honig als einen wesentlichen Bestandteil deiner Entspannungsrituale zu betrachten. Von der Steigerung der geistigen Klarheit bis zur Förderung der körperlichen Erholung – Manuka Honig kann eine entscheidende Rolle bei der Förderung von Entspannung und innerer Balance einnehmen. Gehen wir nun im Folgenden genauer auf die genannten Entspannungstechniken (A.- E.) ein.

A. Manuka Honig und Meditation: Ein tiefgreifender Weg zur inneren Ruhe

Meditation, eine Jahrhunderte alte Praxis, strebt danach, Körper und Geist in Harmonie zu bringen, Stress abzubauen und innere Ruhe zu finden. Hier kommt Manuka Honig ins Spiel, um deine Meditation auf eine neue Ebene zu heben.

Die Wechselwirkung zwischen Manuka Honig und Meditation ist bemerkenswert. Meditation beruhigt unseren Geist und fördert Achtsamkeit. Manuka Honig unterstützt diesen Prozess, indem er ein Gefühl der Geborgenheit und Entspannung vermittelt. Der süße Geschmack und die cremige Textur des Honigs schaffen eine sinnliche und spirituelle Erfahrung.

Vorbereitung auf die Meditation: Bevor du dich in deine Meditationspraxis vertiefst, kannst du einen Teelöffel Manuka Honig genießen. Dies hilft, deinen Blutzuckerspiegel zu stabilisieren und sorgt für eine sanfte Energiequelle, die dich während der Meditation wach und konzentriert hält.

Manuka Honig als Belohnung nach der Meditation: Nach einer tiefen Meditation ist es wichtig, deinen Geist behutsam zurück in die äußere Welt zu führen. Ein Löffel Manuka Honig kann als eine Art Belohnung dienen und den Übergang von innerer Ruhe zur äußeren Aktivität erleichtern.

Die Bedeutung von Achtsamkeit beim Genuss von Manuka Honig: Während du Manuka Honig genießt, kannst du achtsam auf seinen Geschmack und seine Textur achten. Dieser bewusste Genuss verstärkt das Gefühl der Gegenwärtigkeit und fördert die Achtsamkeit, die ein zentrales Element der Meditation ist.

Manuka Honig als Symbol der Reinheit: In vielen Kulturen wird Honig als Symbol der Reinheit und des Guten angesehen. Dies schafft eine positive und friedliche Atmosphäre für deine Meditationspraxis.

Die Kombination von Manuka Honig und Meditation ist ein herausragendes Beispiel dafür, wie die natürlichen Eigenschaften dieses besonderen Honigs aus den Urwäldern Neuseelands über den kulinarischen Genuss hinausgehen. Hier geht es darum, eine tiefe Verbindung zur Natur und zu sich selbst herzustellen, um inneren Frieden und Wohlbefinden zu finden.

B. Entspannende Bäder mit Manuka Honig: Ein Luxus für Körper und Seele

Ein warmes Bad kann eine Oase der Entspannung und Erholung sein, insbesondere nach einem anstrengenden Tag oder in der kalten Jahreszeit. Jetzt erfährst du, wie du dein Badeerlebnis mit Manuka Honig steigern kannst, um Körper und Seele zu verwöhnen (weitere DIY Rezepte, wie Badesalz oder Badebomben findest du hinten in der Rezeptsammlung).

- **Die Vorbereitung deines Manuka-Honig-Bades**: Bevor du in die Wanne steigst, bereite dein Manuka Honig-Bad vor. Du benötigst nur wenige Zutaten: hochwertigen Manuka Honig, warmes Wasser und bei Bedarf ätherische Öle deiner Wahl. Der Honig dient nicht nur als natürliches Pflegemittel, sondern verleiht dem Wasser auch eine samtige Textur.
- **Die Auswahl des richtigen Manuka Honigs**: Wähle einen hochwertigen Manuka Honig mit einem geeigneten MGO-Wert.

- **Die therapeutische Wirkung des Manuka-Honig-Bades**: Wenn du dich in das warme Wasser mit Manuka Honig begibst, können die natürlichen Inhaltsstoffe des Honigs dazu beitragen, deine Haut zu beruhigen und zu pflegen. Dies ist – wie bereits mehrfach beschrieben - besonders vorteilhaft bei trockener oder gereizter Haut.
- **Stressabbau und Entspannung**: Das Eintauchen in ein Manuka-Bad kann Stress abbauen und die Muskeln entspannen. Die wohltuende Wärme und der süße Duft des Honigs schaffen eine Atmosphäre der Ruhe und Gelassenheit.
- **Ätherische Öle für zusätzliche Entspannung**: Du kannst ein paar Tropfen ätherischer Öle wie Lavendel, Kamille oder Eukalyptus zu deinem Bad hinzufügen, um die entspannende Wirkung zu verstärken. Diese Öle haben beruhigende und erfrischende Eigenschaften, die deine Sinne verwöhnen.
- **Zeit für dich selbst**: Nutze das Manuka-Honig-Bad als Gelegenheit, um Zeit für dich selbst zu nehmen. Lass dich treiben, schließe die Augen und genieße die Stille oder deine Lieblingsmusik. Dies ist dein persönlicher Moment der Entspannung und Regeneration.
- **Nach dem Bad**: Nachdem du dein Manuka-Honig-Bad genossen hast, spüle dich unter der Dusche ab, um den klebrigen Honigfilm zu entfernen. Du wirst feststellen, dass deine Haut sich weich und geschmeidig anfühlt, und du dich erfrischt und gestärkt fühlst.

Manuka-Honigbäder sind ein echter Genuss. Sie pflegen deine Haut und beruhigen deine Sinne. Diese Bäder sind perfekt, um Stress abzubauen und Körper und Geist ins Gleichgewicht zu bringen. Jetzt zeige ich dir eine weitere Methode zur Entspannung mit Manuka Honig, die dir beim Einschlafen helfen kann.

C. Manuka Honig als Schlafhilfe: Ein süßer Weg zur erholsamen Nachtruhe

Es ist allgemein bekannt, dass Schlaf von unschätzbarem Wert für unsere körperliche und geistige Gesundheit ist. Dennoch kämpfen viele Menschen mit Schlafproblemen, sei es aufgrund von Stress, Unruhe oder anderen Umweltfaktoren. In diesem Abschnitt wirst du erfahren, wie Manuka Honig als natürliche Schlafhilfe genutzt werden kann.

- **Die Rolle von Manuka Honig beim Schlaf:** Manuka Honig ist reich an natürlichen Zuckern, darunter Glukose und Fructose, die den Serotoninspiegel im Gehirn anheben können. Serotonin ist ein Neurotransmitter, der die Stimmung reguliert und für das allgemeine Wohlbefinden verantwortlich ist. Ein ausgeglichener Serotoninspiegel kann die Schlafqualität verbessern.

- **Das Manuka-Honig-Ritual vor dem Schlafengehen:** Bevor du dich zur Ruhe begibst, lässt du einen Teelöffel Manuka Honig in warmem Wasser oder Kräutertee auflösen. Diese süße Geste hilft beim Entspannen und kann dir helfen, schneller einzuschlafen und einen besseren Schlaf zu finden.

- **Manuka Honig und Melatonin:** Manuka Honig enthält geringe Mengen an Melatonin, einem Hormon, das unseren Schlaf-Wach-Rhythmus reguliert. Die Einnahme von Manuka Honig vor dem Zubettgehen unterstützt den natürlichen Anstieg des Melatoninspiegels im Körper. Das kann zu einer besseren Schlafqualität führen und du wirst schlafen wie ein Baby.

- **Entspannung und Stressabbau:** Manuka Honig schmeckt nicht nur süß, sondern kann auch Stress vertreiben und dir ein Gefühl von Geborgenheit vermitteln. Durch den bewussten Genuss des Honigs kannst du negative Gedanken und Sorgen vertreiben, die oft den Schlaf stören. Einfach Sorgen loslassen und gute Nacht!

- **Manuka Honig gegen nächtliches Aufwachen**: Wenn du nachts aufwachst, kann ein kleiner Löffel Manuka Honig helfen, den Blutzuckerspiegel zu stabilisieren und den Schlaf fortzusetzen.

- **Die Bedeutung der Schlafumgebung:** Neben der Einnahme von Manuka Honig ist es wichtig, eine angenehme Schlafumgebung zu schaffen. Dunkle, kühle und ruhige Räume fördern tiefen und erholsamen Schlaf.

Wenn du tief und durchgängig schläfst, wirst du dich morgens erfrischt und energiegeladen fühlen. Ich wünsche dir süße Träume!

D. Massagen mit Manuka Honig: Eine Wohltat für Körper und Geist

Stell dir vor, du könntest Stress und körperliche Verspannungen einfach wegmassieren und dabei auch noch ein süßes Geheimnis entdecken. Das Geheimnis? Manuka Honig. Massagen sind bereits ein Luxus für Körper und Seele. Doch wenn du Manuka Honig in diese Gleichung einfügst, erhältst du eine unwiderstehliche Formel für ultimative Entspannung und Wohlbefinden. Ein Wellness-Erlebnis der Extraklasse!

o **Die Besonderheiten von Manuka Honig in der Massage**: Manuka Honig zeichnet sich durch seine klebrige Konsistenz aus, die sich hervorragend für Massagen eignet. Wenn der Honig sanft auf die Haut aufgetragen und einmassiert wird, haftet er an den Muskeln und versorgt sie mit Feuchtigkeit und Nährstoffen. Verdünne ihn gegebenenfalls mit etwas warmen Wasser um ihn geschmeidiger zu machen.

o **Die Vorbereitung deiner Manuka-Honig-Massage**: Bevor du mit der Massage beginnst, stelle sicher, dass du hochwertigen Manuka Honig zur Hand hast. Wähle einen Honig mit einem MGO-Wert, der deinen Bedürfnissen entspricht. Du kannst auch ätherische Öle hinzufügen, um das Massageerlebnis zu individualisieren.

o **Die Wirkung der Manuka-Honig-Massage**: Wenn der Honig auf die Haut einmassiert wird, entfaltet er seine pflegenden und beruhigenden Eigenschaften. Die klebrige Textur des Honigs hilft, deine Haut zu straffen und zu beleben, während gleichzeitig Verspannungen gelöst werden.

o **Entspannung und Stressabbau**: Massagen mit Manuka Honig sind nicht nur gut für die Haut, sondern auch für die Seele. Der süße Duft und die sanfte Textur des Honigs schaffen eine Atmosphäre der Entspannung und des Wohlbefindens, die den Stress des Alltags abbaut.

o **Die Massage als Selbstpflege-Ritual**: Du musst nicht unbedingt einen Masseur oder eine Masseurin engagieren, um von den Vorteilen einer Manuka-Honig-Massage zu profitieren. Du kannst diese Technik auch als Selbstpflege-Ritual in deine wöchentliche Routine integrieren.

Die Entscheidung, Massagen mit Manuka Honig in deine Wellness-Routine aufzunehmen, bietet zahlreiche Vorteile, die sich auf Körper, Geist und sogar auf deine Partnerschaft auswirken können. Gründe, weshalb du diese Form der Selbstpflege in Betracht ziehen solltest:

Pflege der Haut: Während einer Massage mit Manuka Honig wird deine Haut mit Feuchtigkeit versorgt und genährt, wodurch sie geschmeidiger und gesünder wird.

Entspannung und Stressabbau: Die klebrige Textur des Manuka Honigs verstärkt das Massageerlebnis, indem sie eine sanfte Haftung an den Muskeln erzeugt und Verspannungen löst. Dies führt zu einem tieferen Gefühl der Entspannung.

Verbesserung der Durchblutung: Die sanfte Massagebewegung beim Auftragen von Manuka Honig auf die Haut regt die Durchblutung an. Eine bessere Durchblutung fördert die Sauerstoff- und Nährstoffversorgung der Muskeln und trägt zur schnelleren Erholung bei.

Stärkung der Partnerschaft: Das gemeinsame Erleben von Massagen mit Manuka Honig kann zu einer tieferen Verbindung zwischen dir und deinem Partner führen. Es schafft eine intime und liebevolle Atmosphäre, in der ihr euch gegenseitig verwöhnen könnt. Das gemeinsame Entdecken dieser Wellness-Praxis kann eure Partnerschaft auf ein ganz neues Level heben.

Gesundheitliche Vorteile: Muskel- und Gelenkschmerzen werden gelindert. Darüber hinaus kann die freigesetzte Wärme während der Massage Verspannungen lösen und das allgemeine Wohlbefinden steigern.

Ein Moment für dich selbst: In der hektischen Welt von heute vergessen wir oft, uns selbst zu verwöhnen. Massagen mit Manuka Honig sind eine Form der Selbstfürsorge, bei der du dich auf das Hier und Jetzt konzentrieren kannst. Sie bieten dir die Möglichkeit, den Alltagsstress hinter dir zu lassen und dich selbst zu schätzen.

E. Atemübungen und Manuka Honig: Ein Atemzug zur Entspannung

Vergiss die komplizierten Erklärungen und Techniken - atmen wir einfach mal tief durch! Das Atmen hat nämlich eine superkraftähnliche Wirkung auf unseren Körper und Geist. Wenn wir bewusst atmen, können wir unseren Herzschlag beruhigen, den Blutdruck senken und diese lästigen Stresshormone in die Schranken weisen. Aber wusstest du, dass Manuka Honig ein wertvoller Verbündeter in diesem entspannenden Spiel sein kann?

Manuka Honig ist ein wahrer Meister der Gemütlichkeit. Sein süßer Duft und die samtige Konsistenz schaffen eine entspannte Atmosphäre, die das bewusste Atmen zum Kinderspiel macht. Besonders, wenn es darum geht, unseren Hals zu beruhigen und etwaige Irritationen zu vertreiben.

Mit diesem Wissen können wir eigentlich direkt loslegen. Such dir einen stillen Ort, an dem du dich zurückziehen kannst, schließe deine Augen und finde für einen Moment deine innere Ruhe. Tief durch die Nase einatmen, bis vier zählen, kurz innehalten und dann langsam durch den Mund bis sechs ausatmen. Wiederhole das ein paar Mal.

Aber Moment mal, der süße Teil kommt noch! Nach deinen Atemübungen ist es Zeit für einen Teelöffel Manuka Honig. Das fühlt sich fast an wie eine Belohnung für deine innere Arbeit, oder? Der Honig schenkt dir ein warmes Gefühl der Zufriedenheit und rundet die Atemübungen auf die leckerste Art und Weise ab.

Und jetzt? Mach daraus eine Gewohnheit. Integriere diese entspannende Kombination aus Atemübungen und Manuka Honig in deinen Alltag. Ob morgens, um voller Energie in den Tag zu starten, oder abends, um Ruhe zu finden. Mit der Zeit wirst du feststellen, wie sich deine Fähigkeit zur Entspannung und Stressbewältigung verbessert. Das ist deine Eintrittskarte zur inneren Balance. Die Kombination aus Atemübungen und Manuka Honig - ein einfaches, aber mächtiges Ritual, um Stress loszulassen, den Geist zu klären und deine Gesundheit zu stärken. Einfach mal durchatmen und die süße Seite des Lebens genießen!

3 einfache Atemübungen

Hier sind drei einfache Atemübungen, die du ausprobieren kannst:

1. Die Bauchatmung (Diaphragmatische Atmung):

1) Setze oder lege dich in eine bequeme Position.
2) Lege eine Hand auf deinen Bauch und die andere auf deine Brust.
3) Atme tief durch die Nase ein, so dass sich dein Bauch unter deiner Hand hebt, während deine Brust sich kaum bewegt.
4) Halte den Atem für einen Moment an.
5) Atme langsam durch den Mund aus und spüre, wie sich dein Bauch wieder senkt.
6) Wiederhole diese Übung mehrmals, um eine tiefe und entspannende Atmung zu fördern.

2. Die 4-7-8-Atemübung (Entspannende Atemübung):

1) Setze oder lege dich in eine bequeme Position.
2) Schließe deine Lippen und atme leise durch die Nase ein, während du bis vier zählst.
3) Halte den Atem an und zähle bis sieben.
4) Atme langsam und gleichmäßig durch den Mund aus, während du bis acht zählst.
5) Wiederhole diese Sequenz viermal oder so oft wie gewünscht, um Stress abzubauen und die Entspannung zu fördern.

3. Die Wechselatmung (Nadi Shodhana):

1) Setze dich in eine bequeme Position und halte deinen Rücken gerade.
2) Verwende deinen rechten Daumen, um das rechte Nasenloch zu verschließen, und atme langsam und tief durch das linke Nasenloch ein (bis zur vollen Kapazität).
3) Halte den Atem an und verschließe nun das linke Nasenloch mit deinem rechten Ringfinger, während du das rechte Nasenloch öffnest.
4) Atme durch das rechte Nasenloch aus.
5) Atme durch dasselbe rechte Nasenloch wieder ein und wiederhole den Prozess.
6) Dies ist eine beruhigende Atemübung, die dich dabei unterstützt, deinen Geist zu klären und Stress abzubauen.

Und vergiss nicht deine Belohnung mit einem Löffel köstlichen Manuka Honig.

Kapitel 7 Manuka Honig in der Naturheilkunde

Die Naturheilkunde, auch als Naturmedizin oder alternative Medizin bekannt, ist ein Bereich der Gesundheitsfürsorge, der auf die Verwendung natürlicher Ressourcen und traditioneller Heilmethoden setzt. Diese Praxis hat eine lange Geschichte und wurzelt in verschiedenen Kulturen weltweit. Sie betont die Idee, dass der Körper eine natürliche Fähigkeit zur Selbstheilung besitzt, die durch natürliche Heilmittel und einen ausgewogenen Lebensstil unterstützt werden kann.

Die Naturheilkunde umfasst eine Vielzahl von Therapieformen, darunter pflanzliche Medizin, Ernährung, Bewegungstherapie, Hydrotherapie, Akupunktur, Homöopathie und viele andere Ansätze. Diese Methoden zielen darauf ab, nicht nur die Symptome von Krankheiten zu behandeln, sondern auch ihre zugrundeliegenden Ursachen zu identifizieren und anzugehen.

Du kennst bereits die Māori. Auch sie haben eine reiche Tradition in der Naturheilkunde, die auf Jahrhunderten der Erfahrung und des Wissens basiert. Traditionelle Māori-Heiler, bekannt als "Tohunga," verwenden Pflanzen, Kräuter, Mineralien und Rituale, um Gesundheitsprobleme zu behandeln. Ihr Wissen wird von Generation zu Generation weitergegeben und ist tief in der Kultur und Spiritualität der Māori verwurzelt. Sie betrachten die Natur als eine Quelle von Heilung und sind darum bemüht, das Gleichgewicht zwischen Körper und Geist aufrechtzuerhalten.

Starten wir nun hoch motiviert in dieses Kapitel, in dem wir viel über das wertvolle Wissen der Māori erfahren. Wir lernen von einer alten Kultur ihre bewährten Methoden zur Förderung der Gesundheit und wie wir den reichen Schatz an Heilpflanzen und traditioneller Naturheilkunde für unsere Zwecke nutzen können.

Wir erfahren, wie Manuka als Mittel zur Unterstützung des Immunsystems, zur Linderung von Halsschmerzen und Erkältungen sowie zur Förderung der allgemeinen Gesundheit eingesetzt wird. Die Schätze der Natur sind oft die besten Heilmittel, und Manuka Honig ist unbestritten eines der besten Beispiele dafür.

Traditionelle Anwendungen von Manuka Honig in der Volksmedizin

Die Zeitmaschine ist gestartet und wir machen einen Sprung in die Vergangenheit, in eine Ära, in der die Menschen natürlichen Heilmitteln und dem Wissen ihrer Vorfahren vertrauten. Während die moderne Medizin noch in den Kinderschuhen steckte, spielte Manuka Honig bereits eine wichtige Rolle in der Volksmedizin.

Eine Süße gegen Halsschmerzen
Schon früh erkannten die Menschen die lindernde Wirkung von Manuka Honig bei Halsschmerzen und Erkältungen. Ein warmer Tee mit einem Löffel dieses goldenen Elixiers wurde zum bewährten Hausmittel gegen Husten und Kratzen im Hals. Die klebrige Konsistenz des Honigs bildete eine beruhigende Schutzschicht im Rachen und reduzierte den Reiz, der von Entzündungen ausging.

Manuka gegen Magenbeschwerden
Die Naturmedizin beschäftigte sich auch mit den Verdauungsproblemen, die viele Menschen plagten. Manuka Honig, mit seinen leicht abführenden Eigenschaften wird oft verwendet, um Magenverstimmungen zu mildern und die Verdauung zu fördern. Ein Teelöffel vor dem Schlafengehen half vielen, ihren Magen zu beruhigen und eine ruhige Nacht zu verbringen.

Die Wundheilung fördern
Eines der populärsten Einsatzgebiete von Manuka in der Naturmedizin war seine Verwendung zur Wundheilung. Schon vor Jahrhunderten wurde er auf Hautverletzungen und Geschwüre aufgetragen, um die Heilung zu ermöglichen bzw. zu beschleunigen und Infektionen zu verhindern. Dieses erstaunliche Vermächtnis der traditionellen Anwendung hat die moderne Medizin bis heute inspiriert und zu umfangreichen Forschungen über die antibakteriellen Eigenschaften von Manuka Honig geführt.

Gut für das Immunsystem

In vielen Kulturen wurde Manuka Honig als Mittel zur Stärkung des Immunsystems geschätzt. Die Menschen glaubten fest daran, dass der Verzehr dieses Honigs dazu beitrug, Krankheiten fernzuhalten, indem er den Körper widerstandsfähiger gegen Infektionen machte. Die Natur war ihre Apotheke, und Manuka Honig war eines der wertvollsten Arzneimittel in ihrem Arsenal.

Die traditionellen Anwendungen von Manuka Honig in der Volksmedizin bilden den Grundstein für dessen heutige Verwendung.

Die Verwendung von Manuka Honig zur Unterstützung des Immunsystems

Das Immunsystem ist die Barriere, die unseren Körper vor Krankheitserregern schützt. Es ist unser treuer Wächter, der ständig auf der Hut ist, um uns gesund zu halten. In vielen Kulturen wurde Manuka Honig seit langem als ein natürliches Mittel angesehen, das dazu beiträgt, das Immunsystem zu stärken und den Körper widerstandsfähiger gegen Krankheiten zu machen.

Vitamine und Mineralien: Manuka Honig ist nicht nur süß und köstlich, sondern auch reich an wichtigen Nährstoffen. Er enthält Vitamine wie Vitamin C und B-Vitamine sowie Mineralien wie Eisen, Magnesium und Zink. Diese Nährstoffe sind entscheidend für die Funktion unseres Immunsystems. Vitamin C beispielsweise ist für die Bildung von Antikörpern unerlässlich, während Zink eine Schlüsselrolle bei der Immunabwehr spielt.

Antioxidantien: Manuka Honig enthält eine Fülle von Antioxidantien. Antioxidantien sind dafür bekannt, die Zellen vor den schädlichen Auswirkungen freier Radikale zu schützen. Ein starkes Immunsystem erfordert gesunde Zellen, und Antioxidantien tragen dazu bei, Zellschäden zu minimieren.

Antibakterielle und entzündungshemmende Eigenschaften: Diese Besonderheiten von Manuka Honig sind ebenfalls von Bedeutung. Indem er schädliche Bakterien bekämpft und Entzündungen reduziert, ermöglicht er es dem Immunsystem, sich auf wichtige Aufgaben zu konzentrieren, anstatt mit Infektionen und Entzündungen zu kämpfen.

Stärkung der Schleimhäute: Die Schleimhäute in unseren Atemwegen werden durch Manuka geschützt und gestärkt. Dies ist besonders wichtig, da sehr viele Krankheitserreger durch die Atemwege in unseren Körper gelangen. Ein gesundes Schleimhautsystem kann verhindern, dass sie eindringen und Krankheiten verursachen.

Die Anwendung von Manuka Honig zur Unterstützung des Immunsystems hat in der modernen Forschung eine wissenschaftliche Grundlage. Zahlreiche Studien haben gezeigt, dass er die Abwehrkräfte des Körpers stärkt. Die Kombination aus Nährstoffen, Antioxidantien und antibakteriellen Eigenschaften macht Manuka Honig zu einem wertvollen Naturprodukt, um die Gesundheit zu fördern und das Immunsystem zu unterstützen.

Wirkung von Manuka Honig bei Halsschmerzen und Erkältungen

Jeder kennt es: Du spürst, wie sich langsam aber sicher ein Kratzen in deinem Hals breit macht, begleitet von unangenehmen Schluckbeschwerden. Es ist der Beginn von Halsschmerzen – ein allzu vertrautes Gefühl, das uns alle irgendwann einmal heimgesucht hat. In Verbindung mit einer Erkältung machen sie uns krank und trüben unsere Stimmung.

In solchen Momenten sehnen wir uns nach Linderung, nach einem Mittel, das unsere Beschwerden mildert und das möglichst ohne Chemie. Auch hier kommt Manuka Honig ins Spiel. Die Verwendung von Manuka Honig zur Linderung von Halsschmerzen und Erkältungen ist eine Praxis, die sich bereits über viele Generationen hinweg bewährt hat.

Die beruhigende Wirkung: Manuka Honig mit seiner unverwechselbaren Textur und seinem einmaligen Geschmack, wirkt beruhigend auf den gereizten Hals. Ein Teelöffel kann wie ein Balsam für die Kehle sein, der das Kratzen mildert und Schmerzen lindert.

Antibakterielle Unterstützung: Seine Inhaltsstoffe bekämpfen schädliche Bakterien im Hals. Das ist besonders hilfreich, wenn Halsschmerzen durch eine bakterielle Infektion verursacht werden.

Ein Boost für das Immunsystem: Durch den täglichen Genuss des köstlichen Manuka Honig hilfst du so ganz nebenbei deinem Immunsystem, sich gegen Erkältungserreger zu verteidigen. Die Nährstoffe und Antioxidantien im Honig stärken die Abwehrkräfte des Körpers.

Eine süße Medizin: Es ist wirklich faszinierend, wie ein auf natürliche Weise gewonnener Honig in der Lage ist, Linderung bei Halsschmerzen und Erkältungen zu bieten. Eine süße Medizin ohne Nebenwirkungen, die in vielen Haushalten einen festen Platz gefunden hat.

Die Verwendung von Manuka Honig bei Halsschmerzen und Erkältungen ist eine einfache und zugleich wunderbare Möglichkeit, die heilenden Kräfte der Natur zu nutzen. Wenn du das nächste Mal von diesen lästigen Beschwerden geplagt wirst, denke daran, dass ein Löffel Manuka Honig nicht nur gut schmeckt, sondern auch dabei hilft, dass du wieder gesund wirst.

Was tun bei Halsschmerzen und Erkältungen?

Dich plagen Halsschmerzen und Erkältungen? Kein Problem. Es ist entscheidend, zu wissen, wie du Manuka Honig am besten einsetzt, um deine Beschwerden zu lindern. Es gibt verschiedene Möglichkeiten, und du kannst diejenige wählen, die am besten zu dir passt, indem du auf die Wirkung des Manuka Honigs in deinem Körper achtest.

Einfacher Genuss: Ein unkomplizierter Weg, Manuka Honig bei Halsschmerzen zu verwenden, besteht darin, ihn pur zu genießen. Einfach einen Teelöffel dieses köstlichen Honigs in den Mund nehmen und langsam zergehen lassen. Gib dem Honig Zeit, die gereizte Schleimhaut zu beruhigen.

Manuka-Tee: Du kannst deinen Lieblingstee mit Manuka Honig aufwerten. Einfach eine Tasse deines bevorzugten Tees zubereiten und dann einen Teelöffel Manuka Honig hinzufügen. Die warme Flüssigkeit hilft dem Honig, sich schnell aufzulösen und seine Wirkstoffe freizusetzen.

Gurgeln mit Manuka: Indem du einen Teelöffel Manuka Honig mit warmem Wasser mischst, kannst du eine beruhigende Gurgellösung herstellen. Verwende sie, um deine gereizte Kehle zu beruhigen. Denk daran, die Lösung nicht zu schlucken, sondern auszuspucken.

Honig-Zitronen-Getränk: Eine wohltuende Option ist es, Manuka Honig mit frisch gepresstem Zitronensaft und heißem Wasser zu kombinieren. Die Zitrone liefert zusätzliches Vitamin C, das deine Abwehrkräfte stärkt.

Manuka-Hustenbonbons: Falls du an hartnäckigem Husten leidest, könntest du selbstgemachte Hustenbonbons mit Manuka Honig ausprobieren. Mische Manuka Honig mit Ingwer und Zitrone, forme kleine Bonbons und lasse sie abkühlen. Diese Bonbons könnten dazu beitragen, den Hustenreiz zu lindern. Ein Rezept dazu findest du in unserer Rezeptsammlung.

Manuka Honig als Brotaufstrich: Natürlich entfaltet der wunderbare Manuka Honig auch seine Kräfte, wenn du ihn wie gewohnt auf Brot oder Toast streichst.

Hinzufügen zu warmen Getränken: Du kannst Manuka Honig zu warmen Milchgetränken wie Goldener Milch oder Milch mit Kurkuma hinzufügen.

Wenn du Manuka Honig verwendest, um deine Halsschmerzen und Erkältungsbeschwerden zu lindern, sei geduldig und gib ihm die Zeit, seine volle Wirkung zu entfalten. Du kannst diese Methoden nach Bedarf anpassen und kombinieren, um herauszufinden, was für dich am besten funktioniert. Denk daran, bei schweren oder langanhaltenden Beschwerden ist es ratsam, einen Arzt zu konsultieren.

Kapitel 8 Manuka Honig in deiner Ernährung

Lass uns jetzt einmal noch tiefer in die Welt von Manuka Honig eintauchen und entdecken, was er wirklich für dich tun kann, wenn du ihn isst. Wir haben bereits über seine beeindruckenden antibakteriellen Eigenschaften gesprochen, aber schauen wir uns nun genauer an, was in seinem Inneren steckt – ja, es geht mal wieder um das berühmte MGO. Dieser kleine, aber mächtige Helfer hat entzündungshemmende Eigenschaften und ist mit antioxidativen Kräften ausgestattet. Das bedeutet, dass er dazu beitragen kann, dein Immunsystem zu stärken und Entzündungen in deinem Körper zu reduzieren. Das ist nicht nur eine Frage der Gesundheit, sondern auch der Abwehr gegen Krankheiten und Infektionen. Klingt das nicht fantastisch?

Aber warte, es gibt noch mehr zu enthüllen! Dieser magische Honig kann nicht nur deine Abwehrkräfte stärken, sondern auch deinem Verdauungssystem unter die Arme greifen. Dank seiner natürlichen Präbiotika fördert er das Wachstum gesunder Darmbakterien, was letztendlich zu einer verbesserten Verdauung führt. Ein gesunder Darm ist nicht nur der Schlüssel zu einem starken Immunsystem, sondern auch zu einem allgemeinen Wohlgefühl. Man sagt sogar, dass der Darm unser zweites Gehirn ist.

Aber damit nicht genug. Wenn wir über die Schönheit von innen sprechen, dann ist Manuka Honig ein wahrer Held. Er kann dazu beitragen, Hautprobleme wie Akne oder Ekzeme von innen heraus zu bekämpfen. Seine entzündungshemmenden Eigenschaften beruhigen die Haut, während seine antioxidativen Kräfte dazu beitragen, sie vor schädlichen freien Radikalen zu schützen.

Aber hier hört der Zauber noch lange nicht auf! Wenn du dich müde und ausgelaugt fühlst, kann Manuka Honig dir wie ein Energieschub vorkommen. Seine natürlichen Zuckerarten, darunter Glukose und Fructose, liefern deinem Körper eine nachhaltige Energiequelle. Ein Löffelchen vor dem Training, und du wirst die Verwandlung in deinem Körper spüren.

Manuka Honig ist schlicht und einfach ein geniales Superfood, das von innen heraus für deine Gesundheit kämpft. Dein Immunsystem wird gestärkt, deine Verdauung verbessert, Hautprobleme bekämpft und deine Energie gesteigert. Warum also nicht den süßen Weg zu einem gesünderen Lebensstil einschlagen? Du wirst erstaunt sein, wie sehr Körper und Geist davon profitieren können. Worauf wartest du noch? Dein Körper wird es dir auf seine eigene Art und Weise danken.

Manuka Honig in der Küche

Manuka Honig ist ein wahres Multitalent in der Küche und nicht nur ein Leckerbissen, sondern auch ein Schatz für deine Gesundheit. Die Verwendung von Manuka Honig in deiner Ernährung ist nicht nur lecker, sondern bietet auch viele gesundheitliche Vorteile. Hier einige Tipps, wie du Manuka Honig in deinen Speiseplan einbauen kannst:

Als natürlicher Süßstoff: Manuka Honig ist eine großartige Alternative zu Zucker und künstlichen Süßstoffen. Du kannst ihn in deinen Tee oder Kaffee rühren, über Joghurt oder Haferflocken gießen oder ihn als Topping für Pfannkuchen und Waffeln verwenden.

In Salatdressings: Verleihe deinen Salatdressings einen erfrischenden Geschmack, indem du Manuka Honig mit Olivenöl, Zitronensaft und Gewürzen kombinierst. Das ergibt eine köstliche Vinaigrette.

Zum Glasieren von Speisen: Du kannst Manuka Honig verwenden, um Fleisch, Geflügel und Gemüse zu glasieren. Die natürliche Süße des Honigs verleiht deinen Gerichten eine besondere Note. Probier es doch mal mit Hühnchen, Lachs oder gegrilltem Gemüse aus.

In Smoothies: Gib deinen Smoothies einen gesunden Schub und eine natürliche Süße. Das ist eine großartige Möglichkeit, die gesundheitlichen Vorteile des Honigs zu genießen, während du deine Lieblingsfrüchte mixt.

Als Brotaufstrich: Manuka Honig schmeckt einfach köstlich auf frischem Brot, Brötchen oder Toast. Du kannst ihn mit Butter oder Frischkäse kombinieren, um deinen Morgen oder Snack aufzupeppen.

In Backrezepten: Ersetze in Backrezepten einfach einen Teil des herkömmlichen Zuckers durch Manuka Honig, um gesündere Versionen deiner Lieblingsleckereien zuzubereiten. Denk daran, die Flüssigkeitsmenge im Rezept entsprechend anzupassen.

Als gesundes Süßungsmittel in Desserts: Verwende Manuka Honig in Desserts wie Pudding, Joghurt oder Eiscreme, um ihnen eine natürliche Süße zu verleihen. Das ist eine gesündere Alternative zu raffiniertem Zucker.

Als Zutat in Marinaden und Saucen: Bereite köstliche Marinaden und Saucen mit Manuka Honig zu. Er passt gut zu verschiedenen Gewürzen und verleiht deinen Gerichten das gewisse Etwas.

Im Tee oder heißem Wasser: Wenn du ein beruhigendes Getränk suchst, löse einfach einen Teelöffel Honig in heißem Wasser oder Tee auf.

Als Topping für Obst: Verschönere deine Obstsalate oder Joghurtportionen, indem du Manuka Honig darüber träufelst. Die Kombination von süßem Honig und frischem Obst schmeckt unwiderstehlich. Mit diesen kreativen Ideen wird Manuka Honig zu einem festen Bestandteil deiner kulinarischen Abenteuer. Genieße nicht nur den Geschmack, sondern auch die gesundheitlichen Vorzüge dieses bemerkenswerten Honigs in deiner Ernährung.

Manuka Honig als Teil deines ganzheitlichen Lebensstils

Ein ganzheitlicher Lebensstil ist eine Lebensweise, die die Gesundheit und das Wohlbefinden in seiner gesamten Fülle berücksichtigt. Es ist nicht nur die Summe unserer Handlungen, sondern ein umfassendes Konzept, bei dem Körper, Geist und Seele im Einklang miteinander stehen. Es geht über die bloße Ernährung oder körperliche Aktivität hinaus – es ist eine umfassende Lebensphilosophie.

Ernährung spielt zweifellos eine zentrale Rolle in diesem Konzept. Die Art und Weise, wie wir unseren Körper mit Nährstoffen versorgen, beeinflusst unser körperliches Wohlbefinden erheblich. Das, was wir in uns aufnehmen, hat direkte Auswirkungen auf unsere Gesundheit. Eine ausgewogene Ernährung, die reich an frischem Obst und Gemüse, magerem Eiweiß und gesunden Fetten ist, ist der Schlüssel. Wenn der Körper mit den richtigen Nährstoffen versorgt wird, kann er optimal funktionieren und ist widerstandsfähiger gegen Krankheiten.

Aber ein ganzheitlicher Lebensstil ist nicht nur auf körperliche Gesundheit ausgerichtet. Er berücksichtigt auch die Bedeutung der mentalen Gesundheit. Regelmäßige körperliche Aktivität, sei es durch Sport oder Yoga, fördert die Ausschüttung von Endorphinen, den sogenannten Glückshormonen. Diese Hormone sind verantwortlich für das Gefühl des Wohlbefindens und der Entspannung nach dem Training. Sie können helfen, Stress abzubauen und die Stimmung zu heben.

Mentale Stärke und Selbstbewusstsein sind weitere wichtige Aspekte eines ganzheitlichen Lebensstils. Menschen, die sich in ihrem Körper wohl und fit fühlen, haben oft ein gesteigertes Selbstbewusstsein. Dieses gesteigerte Selbstvertrauen kann in vielen Bereichen des Lebens von Vorteil sein, sei es bei der Arbeit, in sozialen Beziehungen oder in persönlichen Herausforderungen. Es hilft, Hindernisse zu überwinden und ein erfülltes Leben zu führen. Ein gesunder Geist ist auch oft kreativer und effizienter. Die Fähigkeit, klar zu denken und komplexe Probleme zu lösen, wird durch einen gesunden Lebensstil gefördert. Eine ausgewogene Ernährung und regelmäßige Bewegung tragen dazu bei, die mentale Leistungsfähigkeit zu steigern. Dies kann sich positiv auf deine Arbeit, deine kreative Entwicklung und deine persönlichen Projekte auswirken.

Nicht zu vernachlässigen sind auch die sozialen Aspekte eines ganzheitlichen Lebensstils. Menschen, die sich gesund und selbstbewusst fühlen, neigen oft dazu, positiver und offener auf andere zuzugehen. Sie können Empathie entwickeln und ihre sozialen Beziehungen stärken. Ein gesunder Geist und Körper fördern das allgemeine Wohlbefinden und ermöglichen es uns, positive und erfüllende Beziehungen zu führen.

Ein ganzheitlicher Lebensstil ist eine Einladung, das Leben in all seiner Fülle und Schönheit zu genießen. Durch bewusste Ernährung, regelmäßige Bewegung und die Pflege der mentalen Gesundheit stärken wir nicht nur unseren Körper, sondern auch unsere Psyche. Dies kann zu gesteigerter mentaler Stärke, gesteigertem Selbstbewusstsein, besserer sozialer Kompetenz und einer besseren Lebensqualität führen.

Warum also nicht heute den ersten Schritt in Richtung eines ganzheitlichen Lebensstils machen? Dein Körper und Geist werden es dir danken, und du wirst das Leben in all seiner Pracht und Fülle erleben. Manuka Honig kann dich auf dieser Reise unterstützen und dir helfen, ein gesünderes und erfüllteres Leben zu führen. Wage den ersten Schritt und genieße die Vorteile eines ganzheitlichen Lebensstils. Du wirst es nicht bereuen!

Kapitel 9 Kauf und Aufbewahrung von Manuka Honig

Die Welt des Manuka Honigs ist faszinierend, aber auch anspruchsvoll, wenn es darum geht, die richtige Wahl zu treffen. Du möchtest schließlich sicherstellen, dass du ein hochwertiges und authentisches Produkt erhältst. Hier sind für dich wertvolle Hinweise, die dir bei der Auswahl von Manuka Honig helfen:

Der MGO-Wert: Dieser Wert ist sozusagen der Schlüssel zur Qualität und Wirksamkeit des Manuka Honigs. Er wird oft als Leitfaden für den Kauf verwendet. Hier ist, was du wissen solltest:

- **MGO 30-100:** Diese Werte sind eher niedrig bis moderat und eignen sich gut für den täglichen Gebrauch. Sie können als Ergänzung zu deiner allgemeinen Ernährung dienen.
- **MGO 100-400:** Honig mit diesen Werten gilt als qualitativ hochwertig und ist ideal für spezifische gesundheitliche Anwendungen. Beispielsweise kannst du ihn zur äußerlichen Anwendung in der Hautpflege verwenden.
- **MGO 400 und höher:** Ein Wert von 400 oder höher wirkt äußerst potent und wird oft zu therapeutischen Zwecken verwendet.

Es ist wichtig zu erwähnen, dass ein höherer MGO-Wert nicht unbedingt immer besser ist. Die Wahl des MGO-Werts hängt von deinen individuellen Bedürfnissen und Anwendungszwecken ab. Wenn der MGO-Wert deines Manuka Honigs 400 oder höher ist, achte darauf, ihn nicht leichtfertig zu verwenden. So ein hoher MGO-Wert bedeutet, dass der Honig sehr konzentriert ist, deshalb ist die Dosierung sehr wichtig. In solchen Fällen ist es ratsam, einen Mediziner oder Gesundheitsexperten um Rat zu fragen, um sicherzustellen, dass du den Honig verantwortungsvoll und unter Berücksichtigung deiner Gesundheit verwendest.

Monofloral oder multifloral? Hier gibt es eine wichtige Entscheidung zu treffen:

- **Monofloral:** Dieser Manuka Honig stammt hauptsächlich von den Blüten des Manuka-Strauchs und hat in der Regel eine höhere Konzentration des begehrten Manuka-Nektars. Er wird oft als qualitativ hochwertiger angesehen.

- **Multifloral:** Multifloraler Manuka Honig kann aus einer Mischung verschiedener Blütenquellen stammen und enthält normalerweise weniger Manuka-Nektar. Er ist jedoch immer noch von guter Qualität und eignet sich hervorragend für den täglichen Genuss.

Zertifikate: Der MGO-Wert als ein wichtiger Qualitätsindikator, unterliegt strengen Qualitätskontrollen mit Zertifikaten, um die Echtheit des Manuka Honigs zu dokumentieren. Vertrauenswürdige Hersteller und Händler stellen diese Nachweise bereit. So kannst du sicher sein, hochwertige Produkte gekauft zu haben.

Herkunft: Obwohl Manuka Honig fest mit Neuseeland verbunden ist, werden auch Varianten aus anderen Regionen angeboten. Informiere dich über die Herkunft des Honigs und die Reputation des Herstellers. Echter Manuka Honig kommt aus Neuseeland. So einfach ist das.

Preis: Ein weiterer wichtiger Indikator für seine Qualität ist der Preis. Wenn du in Betracht ziehst, Manuka zu kaufen, ist es entscheidend, auf den Preis zu achten und sich bewusst zu sein, dass Qualität ihren Preis hat. Leider gibt es am Markt eine Vielzahl von Fälschungen, die weder die Qualität noch das Wirkungsspektrum des Originals abbilden können. Original Manuka Honig bewegt sich in einem gehobenen Preisniveau.

Verpackung: Von großer Bedeutung ist auch die Verpackung von Manuka Honig. Es geht um die Aspekte Qualität und Lagerung. Hinsichtlich Nachhaltigkeit solltest du beim Kauf Wert auf entsprechende Verpackungslösungen ohne Plastikanteile legen. Manuka Honig ist anfällig für Verunreinigungen, insbesondere wenn er nicht richtig versiegelt und geschützt wird. Um sicherzustellen, dass er seine Wirkstoffe behält, ist eine luftdichte, lichtundurchlässige Verpackung unerlässlich. Dies schützt den Honig vor Licht, Feuchtigkeit und Temperaturschwankungen, die seine Qualität beeinträchtigen könnten.

Bio-Siegel: Bio-Siegel wie Biogro sind maßgeblich entscheidend bei der Auswahl von echtem Manuka Honig. Sie garantieren, dass der Honig in unbelasteter Umgebung produziert wurde, frei von Pestiziden und Chemikalien. Dies stellt sicher, dass der Honig die besten gesundheitlichen Vorteile bietet und die natürliche Umgebung erhält. Beim Kauf von Manuka Honig ist es daher ratsam, auf Bio-Siegel zu achten, um höchste Qualität und Reinheit zu gewährleisten.

Die richtige Lagerung von Manuka

Damit dein Manuka Honig immer frisch und in Bestform bleibt, ist die korrekte Lagerung von entscheidender Bedeutung. Hier sind ein paar praktische Tipps, um sicherzustellen, dass dein Manuka Honig optimal aufbewahrt wird:

- **Lagertemperatur:** Wähle einen kühlen, trockenen Ort für deinen Manuka Honig. Idealerweise bewegst du dich zwischen 10 und 20 Grad Celsius. Vermeide große Temperaturschwankungen, die die Konsistenz deines Honigs beeinträchtigen können.

- **Geeignete Behälter:** Greife zu Behältern, die luftdicht verschließbar sind, um deinen Honig vor Feuchtigkeit und Fremdkörpern zu schützen. Glasbehälter sind hier die Nummer eins. Meide Plastikverpackungen, um die Qualität nicht zu gefährden.

- **Sonnenlicht vermeiden:** Direktes Sonnenlicht sollte deinen Manuka Honig nicht erreichen. UV-Strahlen können seine Qualität beeinträchtigen. Verstaue ihn an einem dunklen Ort, sei es ein Schrank oder eine Vorratskammer.

- **Feuchtigkeit abwehren:** Achte darauf, dass keine Feuchtigkeit in deinen Honig gelangt, da dies die Haltbarkeit und Qualität negativ beeinflussen kann.

- **Haltbarkeit:** Manuka Honig kann außergewöhnlich lange halten, oft über mehrere Jahre. Das auf dem Etikett angegebene

Verfallsdatum dient meist als grober Richtwert. In der Praxis bleibt der Honig oft weit über dieses Datum hinaus genießbar, vorausgesetzt er wird ordentlich gelagert.

- **Kristallisation:** Manuka Honig neigt dazu, im Laufe der Zeit zu kristallisieren, was sich in einer festen, zähen Konsistenz äußert. Das ist ein natürlicher Prozess und zeigt eigentlich die Qualität des Honigs. Wenn dein Honig kristallisiert, kannst du ihn leicht wieder flüssig machen, indem du das Glas in einem Wasserbad erwärmst. Achte darauf, die Temperatur niedrig zu halten, um die wertvollen Enzyme und Nährstoffe zu schonen.

Wenn du diese einfachen Ratschläge beherzigst, garantierst du, dass dein Manuka Honig stets frisch, wirkungsvoll und bereit für den Verzehr oder für die Hautpflege ist. Qualität und eine korrekte Aufbewahrung sind der Schlüssel, um die vielen gesundheitlichen Vorzüge dieses außergewöhnlichen Honigs zu bewahren. Behandle deinen Manuka Honig mit der Sorgfalt und Wertschätzung, die er verdient, und er wird dich immer wieder mit seinen heilenden Eigenschaften belohnen.

Kapitel 10 Erfolgsgeschichten und Erfahrungen

In der glamourösen Welt der Prominenten gibt es immer wieder Schönheitstrends und Gesundheitsgeheimnisse, die für Aufsehen sorgen. Manuka Honig ist hierbei keine Ausnahme, und einige Berühmtheiten haben seine vielfältigen Anwendungsmöglichkeiten in ihrer täglichen Routine entdeckt. Hier sind zehn Prominente, die Manuka Honig zu einem festen Bestandteil ihres Lebens gemacht haben:

1) **Miranda Kerr:** Das australische Supermodel und Gründerin von KORA Organics, Miranda Kerr, schwört auf Manuka Honig. Sie nutzt diesen nicht nur in ihrer Hautpflege, sondern hat sogar eine eigene Linie von Hautpflegeprodukten mit Manuka Honig entwickelt. Für sie ist dieser Honig ein Schlüssel zu strahlender und gesunder Haut.

2) **Kourtney Kardashian:** Die Kardashian-Familie ist berühmt für ihre Schönheitsgeheimnisse, und Kourtney ist da keine Ausnahme. Sie verriet, dass sie Manuka Honig in selbstgemachten Gesichtsmasken verwendet, um ihre Haut zum Strahlen zu bringen. Zudem schätzt sie die antibakteriellen Eigenschaften..

3) **Scarlett Johansson:** Die vielseitige Schauspielerin Scarlett Johansson hat öffentlich gemacht, dass sie Manuka Honig in ihre Hautpflegeroutine integriert. Sie schwärmt von der Fähigkeit des Honigs, ihre Haut in Bestform zu halten.

4) **Gwyneth Paltrow:** Die Schauspielerin und Unternehmerin Gwyneth Paltrow, die hinter dem Lifestyle-Unternehmen goop steht, spricht gerne über die vielseitigen Verwendungsmöglichkeiten von Manuka Honig. Sie empfiehlt ihn nicht nur als Hautpflegeprodukt, sondern auch als natürliches Süßungsmittel in der Küche.

5) **Halle Berry:** Die Oscar-Preisträgerin Halle Berry ist eine weitere begeisterte Anhängerin von Manuka Honig. Sie hat öffentlich über die gesundheitlichen Vorteile des Honigs gesprochen und wie er Teil ihrer ausgewogenen Ernährung und Hautpflegeroutine ist.

6) **Megan Markle:** Die ehemalige Herzogin von Sussex, Megan Markle, soll Manuka Honig in ihrer Beauty-Routine verwendet haben. Sie nutzte Gesichtsmasken mit Manuka Honig, um einen strahlenden Teint zu bewahren.

7) **Gisele Bündchen:** Das brasilianische Supermodel Gisele Bündchen ist bekannt für ihre makellose Haut. Sie hat in Interviews erwähnt, dass sie Manuka Honig schätzt und ihn gelegentlich als Gesichtsmaske verwendet.

8) **Priyanka Chopra:** Die indische Schauspielerin setzt Manuka Honig als natürliches Heilmittel bei Halsschmerzen und Erkältungen ein. Oft mischt sie ihn mit warmem Wasser und Zitrone, um ihre Stimme und ihr Immunsystem zu stärken.

9) **Nicole Kidman:** Die Oscar-Preisträgerin Nicole Kidman hat ihre Hautpflegeroutine im Laufe der Jahre angepasst und nutzt jetzt auch Manuka Honig, um ihren Teint zu pflegen. Sie betont die beruhigenden Eigenschaften des Honigs.

10) **Kate Middleton:** Die Herzogin von Cambridge soll Manuka Honig für seine entzündungshemmenden Eigenschaften schätzen und ihn gelegentlich in ihre Hautpflege einbeziehen.

Kapitel 11 Manuka Honig mit Bedacht genießen

Die Manuka Honig-Welt ist wirklich spannend, mit so vielen Verwendungsmöglichkeiten und einer erstaunlichen Vielfalt. Aber wir dürfen nie vergessen, dass jeder von uns einzigartig ist, und was bei einer Person super funktioniert, kann bei einer anderen vielleicht anders wirken. Mein oberstes Ziel ist es, dir die bestmöglichen Informationen bereitzustellen, damit du gut informiert bist. So möchte ich sicherstellen, dass du alle wichtigen Fakten kennst.

Wie bei jedem Naturprodukt gibt es einige Aspekte zu beachten, insbesondere hinsichtlich möglicher allergischer Reaktionen, die in Einzelfällen bei der Anwendung von Manuka Honig auftreten können.

Hier behandeln wir das Thema Allergien und gehen ebenso auf optionale Nebenwirkungen ein, wobei ich dir erläutere, wie du unerwünschte Reaktionen vermeiden kannst. Besonders im Fokus steht die Vorsicht und Achtsamkeit, die du walten lassen solltest, insbesondere wenn du Manuka Honig erstmals in deine Schönheits- und Gesundheitspflege einbeziehst.

Des Weiteren werden wir über die richtige Dosierung von Manuka Honig sprechen, sowohl in der Hautpflege als auch in der Ernährung. Dabei erhältst du klare und fundierte Ratschläge, wie Manuka Honig auf effektive Weise Teil deines Lebens werden kann.

Ein wichtiger Hinweis vorneweg: Manuka Honig ist nicht für Säuglinge geeignet. Er sollte Säuglingen unter einem Jahr nicht verabreicht werden, da ihr Verdauungssystem noch nicht ausreichend entwickelt ist und ein erhöhtes Risiko für Botulismus besteht.

Allergische Reaktionen und mögliche Nebenwirkungen

Es ist von entscheidender Bedeutung zu verstehen, dass nicht jeder Körper gleich reagiert. Mögliche Folgen können allergische Reaktionen oder andere Nebenwirkungen sein, deren Ursachen in Unverträglichkeiten oder unsachgemäßer Dosierung liegen können. Im Folgenden sind mögliche Nebenwirkungen aufgeführt:

Allergien gegen Bienenprodukte: Eine der Hauptursachen für allergische Reaktionen auf Manuka Honig sind Allergien gegen Bienenprodukte. Wenn du bereits allergisch auf Bienenstiche oder andere Bienenprodukte reagierst, solltest du äußerst vorsichtig sein, wenn du Manuka Honig verwenden möchtest. Wir empfehlen dringend, vor der Anwendung einen Allergietest durchzuführen.

Verdauungsprobleme: Manuka Honig hat leicht abführende Eigenschaften und kann bei übermäßigem Verzehr zu Verdauungsproblemen führen, wie beispielsweise Durchfall. Um dies zu verhindern, solltest du die empfohlene Dosierung nicht überschreiten. In der Regel reicht ein Teelöffel Manuka Honig pro Tag aus, um von seinen gesundheitlichen Vorteilen zu profitieren, ohne Verdauungsstörungen zu riskieren.

Hautreizungen: Obwohl Manuka Honig für seine hautfreundlichen Eigenschaften bekannt ist, kann er bei manchen Menschen zu Hautreizungen führen, insbesondere wenn er großflächig oder auf empfindlicher Haut angewendet wird. Daher ist es ratsam, vor der großflächigen Anwendung im Gesicht oder auf anderen Hautpartien einen Hauttest durchzuführen. Trage dazu eine kleine Menge Manuka Honig auf die Haut deines Handgelenks oder Unterarms auf und beobachte, ob Reizungen oder allergische Reaktionen auftreten.

Allergische Reaktionen sind in der Regel relativ selten. Falls du bereits bekanntermaßen allergisch auf Bienenprodukte reagierst oder Bedenken hinsichtlich möglicher Nebenwirkungen hast, raten wir dringend dazu, vor der Anwendung oder dem Verzehr von Manuka Honig einen Arzt oder Allergologen zu konsultieren.

Die richtige Dosierung

Die richtige Dosierung von Manuka Honig ist von entscheidender Bedeutung und es sollte keineswegs nach dem Motto "viel hilft viel" vorgegangen werden. Ganz im Gegenteil, gerade in der Hautpflege und Naturheilkunde ist es ratsam, die empfohlenen Dosierungen des Herstellers, eines konsultierenden Arztes oder Homöopathen sorgfältig zu beachten. Hier kommt es auf präzise Abstimmung an, insbesondere wenn du Honige mit hohem MGO-Gehalt (z.B. 500+) verwenden möchtest.

Auch wenn es um den Verzehr von Manuka Honig geht, ist Maßhalten angebracht. Ein Teelöffel pro Tag reicht völlig aus, um von seinen gesundheitlichen Vorteilen zu profitieren, ohne das Risiko von Verdauungsproblemen einzugehen. Manuka Honig sollte bewusst und mit Wertschätzung genossen werden. Schätze seine natürliche Süße und sei dir bewusst, dass er, obwohl gesund, kalorienreich ist. Wenn du ihn in deine Ernährung integrierst, achte darauf, den Blick für den Kaloriengehalt nicht zu verlieren. So kannst du seine Vorzüge in vollen Zügen genießen, ohne dabei auf eine ausgewogene Ernährung zu vergessen.

Kapitel 12 Manuka Honig und Umweltschutz

Manuka Honig und Umweltschutz sind untrennbar miteinander verbunden, und es ist entscheidend, dass sowohl Verbraucher als auch Produzenten diese Verbindung erkennen. Unsere Kaufentscheidungen und Produktionspraktiken haben einen unmittelbaren Einfluss auf die Erhaltung dieses kostbaren natürlichen Erbes. Gemeinsam können wir die nachhaltige Nutzung von Manuka Honig fördern und gleichzeitig die Umwelt schützen.

Die nachhaltige Produktion von Manuka Honig geht weit über die herkömmliche Imkerei hinaus. Sie ist ein Bekenntnis zur Bewahrung unserer Umwelt, zur Förderung der Biodiversität und zur Sicherung der Lebensgrundlagen künftiger Generationen. In einer Zeit, in der Umweltprobleme und ökologische Instabilität zunehmen, gewinnt die nachhaltige Honigproduktion, insbesondere von Manuka Honig, an Bedeutung.

Schon bei der Standortwahl für die Bienenstöcke beginnt die Nachhaltigkeit. Es ist von entscheidender Bedeutung, dass nicht nur viele Manuka-Pflanzen in der Umgebung wachsen, sondern dass die Standorte frei von Pestiziden und schädlichen Substanzen sind, die die Qualität des Nektars und des Honigs gefährden könnten. Einige Imker arbeiten sogar mit Zertifizierungsstellen wie BioGro zusammen, um sicherzustellen, dass ihre Bienen in einer ökologisch einwandfreien Umgebung leben und den reinsten Manuka-Nektar sammeln.

Stichwort Imker: die Imker spielen eine Schlüsselrolle in der nachhaltigen Honigproduktion. Sie sind verantwortlich für die Gesundheit und das Wohlergehen der Bienenvölker, was regelmäßige Überwachung, Pflege und gegebenenfalls medizinische Behandlungen zur Krankheitsprävention einschließt. Verantwortungsvolle Imker verstehen, dass gesunde Bienen nicht nur den besten Honig produzieren, sondern auch zur Erhaltung der Biodiversität durch die Bestäubung von Pflanzen beitragen.

Auch diie Ernte des Manuka Honigs erfordert nachhaltiges Handeln. Das richtige Timing ist entscheidend, um den MGO-Gehalt zu maximieren. Außerdem sollte nie zu viel Honig auf einmal geerntet werden, um sicherzustellen, dass immer ausreichend Nahrung für die Bienen übrig bleibt. Dieses Gleichgewicht zu finden, erfordert viel Erfahrung und Wissen, um den Bestand an Bienenvölkern nicht zu gefährden.

Die Verarbeitung des Manuka Honigs sollte schonend und unter Einhaltung hoher Qualitätsstandards erfolgen, einschließlich der richtigen Lagerung, um sicherzustellen, dass der Honig frisch bleibt und seine Wirkstoffe unbeschädigt bleiben. Ganzheitlich motivierte Imker, insbesondere diejenigen, die Bio-Qualität liefern, bemühen sich immer, den Honig in seiner reinsten Form zu belassen.

Die nachhaltige Produktion von Manuka Honig ist nicht nur eine ökologische Notwendigkeit, sondern auch eine ethische Verpflichtung. Sie erfordert das Engagement der Imker, der Regierungen und der Verbraucher. Die Verwendung von Bio-Siegeln und die Zusammenarbeit mit Zertifizierungsstellen wie BioGro sind Schritte in die richtige Richtung, um die Umweltauswirkungen zu minimieren und die Bienen und Pflanzen zu schützen. Die naturverbundene Produktion von Manuka Honig ist nicht nur eine Aufgabe, sondern eine Verantwortung gegenüber unserer Umwelt und unseren Nachkommen.

Zertifizierungsstellen und Verantwortung

Die Welt des Manuka Honigs ist komplex und streng reguliert, um sicherzustellen, dass höchste Qualitäts- und Nachhaltigkeitsstandards erfüllt werden. Dies ist besonders wichtig, da Manuka Honig nicht nur ein außergewöhnliches Naturprodukt ist, sondern auch eine wichtige Rolle im Schutz der Umwelt und der kulturellen Werte Neuseelands spielt. Verschiedene Zertifizierungsstellen und Regulierungsbehörden tragen dazu bei, dieses Ziel zu erreichen. Hier ein Überblick der bedeutendsten Organisationen:

> **Kaitiaki Kai**: Diese neuseeländische Organisation setzt sich für den Schutz der Umwelt und der Māori-Kultur ein. Ihre Zertifizierung stellt sicher, dass Produkte ökologisch nachhaltig und kulturell respektvoll hergestellt werden.

➢ **MPI (Ministry for Primary Industries)**: Das neuseeländische Ministerium für Primärindustrien überwacht die Lebensmittelproduktion und -sicherheit in Neuseeland. Es stellt sicher, dass Manuka Honig-Produzenten die Lebensmittelstandards einhalten und die Qualität des Honigs gewährleisten.

➢ **UMF (Unique Manuka Factor)**: Das UMF-Zertifizierungssystem ist speziell auf Manuka Honig ausgerichtet und bewertet den Gehalt an Methylglyoxal und anderen Verbindungen, die für seine antibakteriellen Eigenschaften verantwortlich sind. Das UMF-Siegel gibt den Verbrauchern Gewissheit über die Qualität des Honigs.

Ich habe es bereits erwähnt, dennoch erneut der Hinweis: Das UMF-Siegel ist eine geschützte Marke und darf außerhalb Neuseelands nur eingeschränkt genutzt werden. Dies bedeutet, dass Manuka Honig, der außerhalb Neuseelands erworben wird, dieses Siegel nicht tragen darf, selbst wenn er authentisch und echt ist.

➢ **BioGro**: Diese Bio-Zertifizierungsstelle in Neuseeland spezialisiert sich auf die Zertifizierung von biologisch angebauten Produkten. Manuka Honig, der das BioGro-Siegel trägt, erfüllt strenge Standards für ökologischen Anbau und Umweltschutz.

Beim Kauf von Manuka Honig empfehle ich, besonders auf das BioGro-Siegel zu achten, da es nicht nur höchste Qualität garantiert, sondern auch einen Beitrag zur Erhaltung der Natur und Kultur Neuseelands leistet.

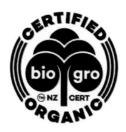

Die Zusammenarbeit zwischen Imkern, Zertifizierungsstellen und Verbrauchern ist von entscheidender Bedeutung, um sicherzustellen, dass Manuka Honig nicht nur heute, sondern auch in Zukunft verfügbar ist.

Was ist mit BIO-Siegeln wie Bioland, Demeter oder Ähnlichen?

Die Qualität und Echtheit von Manuka Honig hängen stark von der Region und den Zertifizierungsstellen ab, die seine Produktion überwachen. „Manuka Honig" ist ein einzigartiger und geschützter Begriff aus Neuseeland, ähnlich wie „Nürnberger Rostbratwurst". Daher sind neuseeländische Zertifizierungsstellen und spezielle Siegel wie UMF, Kaitiaki Kai und BioGro von entscheidender Bedeutung. Diese Einrichtungen operieren vor Ort in Neuseeland und verfügen über ein tiefes Verständnis für die besonderen Anforderungen und Gegebenheiten, die für die Herstellung von hochwertigem Manuka Honig erforderlich sind.

Kultur und Umweltschutz sind zentrale Faktoren in der Gesamtbewertung des Qualitätsstandards. Daher sind die Kontrollen und Tests dieser Zertifizierungsstellen besonders gründlich. Die geografische Nähe zu den Produktionsstätten und die umfassende Erfahrung machen sie zu den besten Ansprechpartnern für die Überwachung und Zertifizierung von Manuka Honig.

Wenn es um Manuka Honig geht, können neuseeländische Siegel und Zertifizierungsstellen am besten gewährleisten, dass du ein hochwertiges und authentisches Produkt erhältst, das den strengen Qualitätsstandards entspricht. Daher sollten Verbraucher bei der Auswahl von Manuka Honigprodukten auf diese spezialisierten neuseeländischen Siegel achten, um sicherzustellen, dass sie das Beste aus diesem außergewöhnlichen Naturprodukt herausholen.

Bioqualität bei Honig

Die Wahl von Bio-Qualität bei Manuka Honig ist eine Möglichkeit, aktiv zum Schutz der Manuka-Bienen und -Pflanzen beizutragen. Bio-Zertifizierungsstellen wie BioGro setzen strenge ökologische Standards, die sicherstellen, dass die Manuka-Pflanzen in einer unbelasteten Umgebung wachsen und die Bienenstöcke in sauberer Luft stehen.

Bio-Manuka Honig wird unter Bedingungen hergestellt, die die Biodiversität und die Gesundheit der Bienen fördern. Dies beinhaltet die Auswahl von Standorten, die weit entfernt von schädlichen Umwelteinflüssen liegen, sowie die Begrenzung der Honigernte, um sicherzustellen, dass die Bienen ausreichend Nahrung für sich selbst haben.

Die Wahl von Bio-Manuka Honig zeigt den Produzenten, dass Verbraucher umweltbewusste Entscheidungen treffen und nachhaltige Praktiken unterstützen. Dies lenkt die Branche insgesamt noch stärker in eine Richtung, die den Schutz von Manuka-Bienen und -Pflanzen priorisiert.

Wenn Verbraucher sich für Bio-Manuka Honig entscheiden, erwerben sie nicht nur den natürlichsten Honig, sondern unterstützen durch den Kauf die Imker vor Ort und deren Bemühungen, höchste Qualität zu liefern, trotz höherer Produktionskosten im Vergleich zu anderen Honigsorten ohne Bio-Zertifikat.

Kapitel 13 Die Zukunft von Manuka Honig

In den letzten Jahren hat Manuka Honig die Welt der Schönheitspflege im Sturm erobert und die Art und Weise, wie wir über natürliche Schönheitsprodukte denken, revolutioniert. Aber das ist erst der Anfang unserer aufregenden Reise, bei der Manuka Honig eine führende Rolle spielt. In diesem Kapitel werden wir einen Blick auf die vielversprechende Zukunft von Manuka Honig in der Schönheitsindustrie werfen und erkunden, wie er unsere Beauty-Routinen auch in den kommenden Jahren bereichern wird.

Manuka Honig hat bereits bewiesen, dass er mehr ist als nur ein natürlicher Wirkstoff. Er ist ein wahrer Schatz der Natur, der eine Fülle von Vorteilen für die Haut- und Haarpflege bietet. Seine einzigartigen Eigenschaften haben bereits die Aufmerksamkeit der Schönheitsindustrie auf sich gezogen. Doch was hält die Zukunft bereit?

In diesem Kapitel werden wir uns mit den neuesten Trends und Entwicklungen in der Schönheitsindustrie befassen, bei denen Manuka Honig eine Schlüsselrolle spielt. Wir werden auf neue Produkte und Innovationen stoßen, die auf Manuka Honig basieren, sowie auf interessante Forschungs- und Entwicklungsprojekte, die neue Maßstäbe in der Beauty-Pflege setzen.

Wir werden auch untersuchen, warum sich deine Ansichten als Verbraucher ändern und immer mehr Menschen natürliche Beauty-Produkte bevorzugen, die auf bewährten Naturstoffen wie Manuka Honig basieren. Die Zukunft der Schönheitsindustrie verspricht, stärker von Nachhaltigkeit, Gesundheit und Natürlichkeit geprägt zu sein.

Welche revolutionären Produkte und Anwendungen kannst du erwarten? Wie wird sich dein Verständnis von Schönheit und Pflege weiterentwickeln?

Lass uns einige dieser Fragen gleich beantworten:

1) *Welche neuen Produkte und Innovationen gibt es in der Schönheitsindustrie, die auf Manuka Honig basieren?*

In der Schönheitsindustrie gibt es bereits eine breite Palette von Produkten, die Manuka Honig als Hauptbestandteil verwenden. Dazu gehören Gesichtscremes, Masken, Shampoos, Conditioner und vieles mehr. Neue Innovationen könnten Produkte mit noch höheren Konzentrationen von Manuka Honig oder spezielle Formeln für bestimmte Haut- oder Haartypen umfassen.

2) Gibt es Forschungs- und Entwicklungsprojekte im Zusammenhang mit Manuka Honig?

Ja, die Forschung liefert kontinuierlich neue Erkenntnisse über die Auswirkungen von Manuka Honig auf Haut- und Haargesundheit. Dies könnte zu fortschrittlicheren Anwendungen und Technologien führen, die die Wirksamkeit von Manuka Honig in der Beauty-Pflege weiter steigern.

3) Warum bevorzugen immer mehr Verbraucher natürliche Beauty-Produkte?

Immer mehr Verbraucher setzen auf Naturprodukte. Sie haben eine positive Einstellung zur Natur und bevorzugen eine gesunde Ernährung. Daher neigen sie dazu, diese Prinzipien auch auf ihre Körper- und Gesundheitspflege anzuwenden. Naturprodukte sind frei von schädlichen Chemikalien und synthetischen Zusätzen. Manuka Honig bietet alle Voraussetzungen für eine schonende und wirksame natürliche Pflege für Haut und Haare.

4) Wie wird sich dein Verständnis von Schönheit und Pflege in der Zukunft weiterentwickeln?

Die Zukunft der Schönheitsindustrie wird wahrscheinlich stärker von einem Fokus auf Nachhaltigkeit, Gesundheit und Natürlichkeit geprägt sein. Du wirst vermehrt Produkte suchen, die nicht nur äußerlich wirksam sind, sondern auch umweltfreundlich und gesundheitlich unbedenklich sind. Dies könnte zu einer Verschiebung von herkömmlichen Schönheitsstandards hin zu einem ganzheitlicheren Verständnis von Schönheit führen, bei dem sowohl innere als auch äußere Gesundheit gleichermaßen wichtig sind.

Neue Produkte und Innovationen mit Manuka Honig

Manuka Honig bietet aufgrund seines Wirkungsspektrums ein breites Gebiet an Einsatzfällen, an denen noch heute geforscht wird. Er ist treibende Kraft für neue Produkte und Innovationen. Tendenzen sind bereits am Schönheitsmarkt erkennbar.

Hier sind die spannenden Neuigkeiten über die neuesten Produkte und Innovationen, die auf Manuka Honig basieren:

1. **Manuka Honig Gesichtsseren und -öle:** Hersteller haben eine wachsende Auswahl an Gesichtsseren und -ölen entwickelt, die reich an Manuka Honig sind.

2. **Manuka Honig-infundierte Make-up-Produkte:** Von Foundations bis zu Lippenstiften und Lidschatten gibt es eine wachsende Palette von Make-up-Produkten, die mit Manuka Honig angereichert sind.

3. **Haarpflege mit Manuka Honig:** Neben Shampoos und Conditionern werden immer mehr Haarmasken und Leave-in-Produkte entwickelt, die Manuka Honig enthalten.

4. **Manuka Honig Augenpflege:** Augencremes und -masken mit Manuka Honig erfreuen sich großer Beliebtheit. Sie helfen, die empfindliche Haut um die Augen zu beruhigen, Zeichen von Müdigkeit zu reduzieren und feine Linien sowie Fältchen zu minimieren.

5. **Manuka Honig Lippenbalsame:** Trockene und rissige Lippen sind vor allem in den kalten Monaten ein häufiges Problem. Manuka Honig Lippenbalsame bieten nicht nur intensive Feuchtigkeitsversorgung, sondern tragen auch zur Heilung und Regeneration der Lippen bei.

6. **Manuka Honig Körperpflege:** Neben Gesichtspflegeprodukten wird Manuka Honig vermehrt in Körperpflegeprodukten wie Körperbutter, Lotionen und Duschgels verwendet. Diese Produkte bieten eine luxuriöse Pflege und hinterlassen einen angenehmen Duft auf der Haut.

7. **Manuka Honig Gesichtsbehandlungen:** In vielen Wellness-Spas sind Gesichtsbehandlungen mit Manuka Honig zu einer beliebten Wahl geworden. Sie kombinieren die entspannenden Vorteile einer Spa-Behandlung mit den hautpflegenden Eigenschaften von Manuka Honig.

8. **Manuka Honigpulver:** Glaub es oder nicht, Honig in Pulverform ist eine der neuesten Innovationen auf dem Markt. Im nächsten Kapitel werden wir ausführlicher darüber sprechen.

Diese neuen Produkte und Innovationen sind erst der Anfang. Manuka Honig wird zweifellos weiterhin unsere Beauty-Routinen bereichern. Freu dich also auf spannende Entwicklungen und Produkte, die die Zukunft der Schönheitspflege mit Manuka Honig gestalten werden.

Forschungs- und Entwicklungsprojekte im Zusammenhang mit Manuka Honig

Wir befinden uns in einem spannenden Zeitalter der Innovation und Entdeckung. Im Hier und Jetzt geschieht wirklich Großes. Unsere Projekte öffnen Türen zu neuen Horizonten und bieten spannende Möglichkeiten für die Zukunft. Von Medizin über Kosmetik bis hin zur Ernährung – Manuka Honig zeigt sein beeindruckendes Potenzial in nahezu jedem Bereich.

In Labors auf der ganzen Welt wird mit unermüdlichem Eifer daran geforscht, die Geheimnisse des Manuka Honigs zu enthüllen und seine Anwendungsbereiche zu erweitern. Diese Anstrengungen versprechen nicht nur bahnbrechende Fortschritte in der Medizin, sondern auch aufregende Innovationen in der Schönheitsbranche und der kulinarischen Welt. Manuka Honig, einst ein wohlgehütetes Geheimnis der neuseeländischen Ureinwohner, ist heute ein regelrechter Star auf der globalen Bühne.

Und das Beste? Die Forschung beschränkt sich nicht nur auf Labors. Imkereien, Landwirtschaftsbetriebe und Umweltschutzorganisationen setzen sich gleichermaßen für die nachhaltige Produktion von Manuka Honig ein und minimieren die Auswirkungen auf die Umwelt.

Die Zusammenarbeit von Experten aus verschiedenen Disziplinen eröffnet faszinierende Perspektiven und zeigt, wie wertvoll Manuka Honig für uns Menschen sein kann. Lass uns nun einen Blick auf einige Projekte werfen:

1. Manuka Honig in der Medizin: Die medizinische Forschung konzentriert sich auf die Anwendung von Manuka Honig zur Behandlung von Infektionen, Wunden und Verbrennungen. Es laufen sogar klinische Studien, die die Wirksamkeit von Manuka Honig bei der Bekämpfung von antibiotikaresistenten Bakterien untersuchen.

> *Als **antibiotikaresistente Bakterien** werden solche Bakterien bezeichnet, die auf ein Antibiotikum oder mehrere Antibiotika nicht sensibel reagieren, d.h. gegenüber der Wirkung dieser Stoffe resistent sind. Infektionen mit diesen Bakterien sind deswegen meist schwieriger mit üblichen Antibiotika zu behandeln.*

2. Krebsforschung: Ein vielversprechender Ansatz ist die Verwendung von Manuka Honig in der Krebstherapie. Forscher prüfen, ob Manuka Honig das Wachstum von Krebszellen hemmen kann, und es gibt vielversprechende Ergebnisse aus Laborstudien.

> *Manuka Honig kann bei einigen Patienten die Nebenwirkungen ihrer Krebstherapie lindern, die zu einer beeinträchtigten Wundheilung oder zu Entzündungen führt. In Tierversuchen konnte Manuka sogar das Wachstum von verschiedenen Krebszellen hemmen. Unerwünschte Nebenwirkungen stellten die Forscher dabei nicht fest. Bis Manuka Honig aber tatsächlich zur Bekämpfung von Krebs in die Praxis kommt, ist es noch ein sehr weiter Weg. (Quelle: deutschland-summt.de, aufgerufen am 11.10.2023)*

3. Dentalmedizin: Es wird erforscht, wie Manuka Honig zur Vorbeugung von Karies und zur Behandlung von Zahnfleischerkrankungen eingesetzt werden kann.

4. Kosmetik und Hautpflege: Die Kosmetikindustrie steckt viel Energie in die Entwicklung von Produkten, die Manuka Honig enthalten. Neue Formeln und Anwendungen werden permanent erforscht, um die Vorteile von Manuka Honig für die Hautpflege zu maximieren.

5. Nachhaltige Produktion: Forschungsprojekte im Bereich der Bienenhaltung und des Manuka-Strauch-Anbaus zielen darauf ab, die nachhaltige Produktion von Manuka Honig zu fördern. Dies ist entscheidend für die Minimierung der Umweltauswirkungen der Honigproduktion.

6. Qualitätskontrolle: Die Entwicklung von Standards und Zertifizierungen zur Überwachung der Manuka Honigqualität ist ein wichtiger Schwerpunkt der Forschung. Das gewährleistet, dass Verbraucher qualitativ hochwertigen Manuka Honig erhalten.

7. Manuka Honig in der Ernährung: Die Integration von Manuka Honig in die Ernährung ist ein weiteres Forschungsgebiet. Neue Rezepte und Anwendungen in der kulinarischen Welt werden entwickelt, um die gesundheitlichen Vorteile von Manuka Honig möglichst umfassend zu nutzen.

Was diese Forschungsprojekte so aufregend macht, ist ihre internationale Ausrichtung. Forscher weltweit kooperieren und teilen Erkenntnisse, um die volle Bandbreite des Potenzials von Manuka Honig zu erschließen. So bleibt die Zukunft spannend und voller Entdeckungen.

Kapitel 14 Neuheit: Manuka Honig in Pulverform

Eine aufsehende Innovation, die in den letzten Jahren enorm an Bedeutung gewonnen hat, ist das Manuka Honigpulver. Dieses Produkt bietet alle Vorteile seines flüssigen Bruders, ist aber einfacher in der Handhabung und bietet weitere Vorteile, auf die in diesem Kapitel ausführlich eingegangen wird.

Wir werden uns nicht nur damit befassen, wie dieses innovative Produkt hergestellt wird, sondern auch auf seine zahlreichen Anwendungsmöglichkeiten eingehen. Von kulinarischen Kreationen bis hin zu Hautpflegeprodukten – Manuka Honigpulver hat das Potenzial, unser Leben auf vielfältige Weise zu bereichern.

Ganz gleich, ob du ein begeisterter Hobbykoch, ein Gesundheitsfanatiker oder einfach jemand bist, der natürliche Schönheitspflege schätzt – das Manuka Honigpulver wird dir neue Horizonte eröffnen. Wir werden erfahren, wie es unser tägliches Leben positiv beeinflussen kann. Sei willkommen in der aufregenden Welt des Manuka Honigpulvers, wo die Möglichkeiten grenzenlos sind, und du die Freiheit hast, deine Kreativität voll zu entfalten!

Manuka Honigpulver: Die Magie ohne Wasser

Manuka Honigpulver ist eine völlig neue Herangehensweise an den klassischen Honig. Es wird durch sorgfältiges Trocknen und feines Mahlen von flüssigem Honig hergestellt. Dieser aufwendige Prozess entfernt die Feuchtigkeit aus dem Honig, bewahrt jedoch seinen Geschmack und seine natürlichen Eigenschaften. Das Ergebnis? Ein leichtes, langlebiges Pulver – im Grunde Honig ohne Wasser.

Der entscheidende Schritt bei der Herstellung von Honigpulver ist die Entfernung des Wassers aus dem flüssigen Honig. Wasser stellt einen erheblichen Anteil des Gewichts von flüssigem Honig dar. Das gewonnene Honigpulver hat eine höhere Konzentration an Wirkstoffen. Gewöhnlicher flüssiger Honig besteht zu etwa 20 % aus Wasser. Bei der Produktion von Honigpulver wird dieses Wasser schonend entfernt, normalerweise durch Verdampfen oder Entfeuchten. Dabei wird der Honig vorsichtig erhitzt (idealerweise unter Vakuumtrocknung), um das Wasser zu verdampfen, ohne dabei die wertvollen Enzyme, Vitamine und Nährstoffe des Honigs zu beeinträchtigen.

Honigpulver zeichnet sich durch seine verlängerte Haltbarkeit und eine drastisch verringerte Anfälligkeit für Gärung oder Kristallisation aus. Die Entfernung von Wasser ermöglicht eine unkomplizierte Dosierung und Handhabung, ohne klebrige Finger und die aufwändigen Herausforderungen des flüssigen Honigs. Und ganz wichtig: Es bewahrt den unverkennbaren Geschmack und die natürliche Süße des flüssigen Honigs, vorausgesetzt man kauft ein gutes Produkt.

Honigpulver eröffnet uns also die spannende Möglichkeit, die Vorteile des Honigs in einer Vielzahl von Anwendungen zu genießen, ohne die Nachteile des flüssigen Honigs in Kauf nehmen zu müssen. Mach dich bereit für ein erfrischendes innovatives Erlebnis!

Der Herstellungsprozess von Honigpulver

Lass uns einen Blick auf den komplexen Herstellungsprozess von Honigpulver werfen, der sicherstellt, dass die kostbaren Eigenschaften des Honigs unberührt bleiben. Im Vergleich zur gebräuchlichen Sprühtrocknungsmethode, bei der Honig hohen Temperaturen ausgesetzt wird, ist die Vakuumtrocknung schonender und schützt die empfindlichen Enzyme und Nährstoffe im Honig viel besser.

Der Weg zum Honigpulver Der gesamte Prozess beginnt mit flüssigem Honig, der sorgfältig gereinigt und von möglichen Unreinheiten befreit wird. Anschließend wird dieser gereinigte Honig in spezielle Trocknungstanks geleitet, in denen die Vakuumtrocknung durchgeführt wird. In dieser kontrollierten Umgebung wird der Honig unter Druck und bei niedrigen Temperaturen getrocknet.

Während dieses Trocknungsprozesses verdampft das im Honig enthaltene Wasser. Das Resultat? Wasserfreies Honigpulver.

Damit das Honigpulver in seiner pudrigen Form erhalten bleibt, wird ein Trägermaterial hinzugefügt. Die Wahl des Trägermaterials ist entscheidend für die Qualität des Honigpulvers. Während minderwertige Produkte oft auf billiges Maltodextrin zurückgreifen, wird für hochwertiges Honigpulver z.B. biozertifizierter Akaziengummi als Trägermaterial verwendet. Dieser dient nicht nur als Träger, sondern bietet auch zusätzliche gesundheitliche Vorzüge. Darüber hinaus ist Honigpulver mit Akaziengummi als Trägermaterial wesentlich verträglicher für den Magen.

Die Vakuumtrocknungsmethode in Kombination mit einem hochwertigen Trägermaterial ermöglicht die Herstellung von Honigpulver, das die wertvollen Inhaltsstoffe des Honigs bewahrt und gut verträglich ist. Wenn du Honigpulver kaufst, ist es also ratsam, auf diese spezielle Herstellungsmethode und die Wahl des Trägermaterials zu achten.

11 Vorteile von Honigpulver, die dein Genusserlebnis neu definieren

Honigpulver ist nicht einfach nur eine neue Form von Honig, sondern eine wahre Bereicherung, die viele Menschen für sich entdecken. Hier sind 11 Gründe, warum immer mehr Menschen Honigpulver gegenüber flüssigem Honig bevorzugen:

1) **Längere Haltbarkeit:** Da Honigpulver kein Wasser enthält, fällt die Bildung von Bakterien und Mikroorganismen schwerer. Dadurch verlängert sich die Haltbarkeit erheblich.

2) **Vielseitige Anwendbarkeit:** Honigpulver kann nahezu überall in der Küche und in der Hautpflege verwendet werden, sei es in Rezepten, Getränken oder selbstgemachten Kosmetikprodukten.

3) **Praktische Handhabung:** Das Pulverformat macht die Anwendung sauber und bequem, ohne klebrige Finger oder unschöne Kleckereien.

4) **Leichtes Dosieren und Abmessen:** Honigpulver lässt sich aufgrund seiner Konsistenz mühelos abmessen, wiegen und dosieren, ohne die unangenehme Klebrigkeit von flüssigem Honig.

5) **Ergiebigkeit:** Aufgrund des niedrigen Feuchtigkeitsgehalts ist Honigpulver äußerst ergiebig. Du benötigst weniger Honigpulver, um den gleichen süßen Geschmack zu erreichen wie mit flüssigem Honig.

6) **Geringes Gewicht und einfach zu transportieren:** Honigpulver ist leicht und platzsparend und somit ideal für unterwegs oder für Menschen, die viel unterwegs sind.

7) **Kein Verkleben oder Kristallisieren:** Im Gegensatz zu flüssigem Honig behält Honigpulver seine Konsistenz und verklumpt nicht.

8) **Rückstandslose Verwendung:** Du kannst Honigpulver bis zur letzten Prise verwenden, ohne klebrige Rückstände in Behältern oder an Löffeln zu hinterlassen.

9) **Bessere Löslichkeit:** Honigpulver löst sich schnell in Flüssigkeiten auf und verklumpt nicht. Dies macht es ideal für Getränke, Saucen, Müsli, Smoothies und vieles mehr.

10) **Vielseitig in der Küche:** In der Küche verleiht Honigpulver Gerichten ein angenehmes Honigaroma und wird als Süßungsmittel in verschiedenen Zubereitungen verwendet. Einfach darüber streuen.

11) **Kosmetik und Hautpflege:** Honigpulver ist in der Herstellung von Gesichtsmasken, Peelings, Cremes, Seifen und Badezusätzen äußerst vielseitig und vereinfacht die Anwendung erheblich. Stelle DIY-Pflegeprodukte her oder mische etwas Pulver zu deinen vorhandenen Produkten.

Honigpulver ist die praktischste und vielseitigste Form von Honig, die die gesundheitlichen Vorteile und den köstlichen Geschmack von Honig ohne die typischen Nachteile flüssiger Honigkonserven bietet. Es ist eine clevere Wahl für Menschen, die die Vorzüge von Honig auf neue und unkomplizierte Weise zu jeder Zeit und überall genießen möchten.

Anwendungen von Honigpulver: Eine kulinarische Reise

Honigpulver ist ein wahres Multitalent in der Küche und verleiht deinen Gerichten eine unverwechselbare Geschmacksnote. Wir haben bereits ein paar praktische Anwendungsfälle kennengelernt - hier für dich noch ein paar weitere köstliche Möglichkeiten und Inspirationen:

1. Saucen und Marinaden: Wenn du köstliche Soßen und Marinaden für Fleisch, Geflügel oder Gemüse zubereitest, kann Honigpulver als Süßungsmittel-Ersatz dienen. Es löst sich leicht auf und sorgt für eine gleichmäßige Verteilung der Süße, die deinen Gerichten eine harmonische Balance verleiht.

2. Backen: In Rezepten, die flüssigen Honig erfordern, kannst du stattdessen Honigpulver verwenden. Es fügt Brot, Kuchen und Keksen eine angenehme Süße hinzu.

3. Glasuren: Wenn du glänzende Glasuren für Gebäck, Kuchen oder Donuts herstellst, ist Honigpulver eine exzellente Wahl. Einfach mit Zitronensaft oder Wasser mischen, um eine geschmeidige Glasur zu kreieren, die deine Leckereien veredelt.

4. Getreide: Streue Honigpulver großzügig über dein Müsli oder deine Haferflocken, um ihnen eine natürliche Süße zu verleihen. Es sorgt für ein geschmacklich rundes Frühstückserlebnis, ohne dass der Honig an deinem Löffel kleben bleibt.

5. Joghurt und Desserts: Streue einfach eine Prise Honigpulver über dein Joghurt, Quark oder Dessert. Es mischt sich nahtlos mit diesen süßen Köstlichkeiten und bereichert sie.

6. Salatdressings: Bei der Zubereitung von Salatdressings ist Honigpulver die Lösung für eine sanfte Süße und ausgewogenen Geschmack. Es lässt sich mühelos mit Essig, Öl und Gewürzen kombinieren. So bekommen deine Salate einen gewissen Pfiff.

7. Smoothies: Für gesunde Smoothies ist Honigpulver die ideale Wahl. Es löst sich mühelos in Flüssigkeiten auf. Honigpulver schenkt deinem Getränk eine natürliche, angenehme und gesunde Süße.

8. Backwaren: Beim Backen von Brot, Brötchen oder Bagels kannst du Honigpulver direkt in den Teig einarbeiten. So werden deine Backwaren schmackhafter und köstlicher.

9. Gerichte mit asiatischer Note: In der asiatischen Küche wird Honig häufig verwendet. Mit Honigpulver kannst du Gerichte wie Teriyaki-Huhn oder süß-saure Soßen zubereiten, ohne dass der Honig karamellisiert.

10. Cocktails und Getränke: Bei der Zubereitung von Cocktails oder Erfrischungsgetränken kann Honigpulver eine natürliche Süße hinzufügen, ohne dass zusätzlicher Zucker erforderlich ist.

Du wirst es kaum glauben, aber Honigpulver hat so viel zu bieten, dass die Möglichkeiten schier endlos sind, wenn du es in deinen Alltag integrierst. Dieses kleine Wunderkind der Küche und Pflege ist ein treuer Begleiter, der so einiges draufhat. Es ist so unglaublich vielseitig – kein Wunder, dass wir es lieben! Das Beste daran? Du kannst den köstlichen Geschmack von Honig in vollen Zügen genießen, ohne dich mit der klebrigen Angelegenheit herumschlagen zu müssen, die flüssiger Honig oft mit sich bringt. Honigpulver ist wie der magische Zauberstab in deiner Küche und deiner Pflegeroutine. Probiere es einfach aus und schau, wie es deine kulinarischen Meisterwerke und Beauty-Rituale auf das nächste Level katapultiert!

Checkliste für den Kauf von Honigpulver

Hier ist eine Checkliste, worauf du beim Kauf von Honigpulver achten solltest, um sicherzustellen, dass du ein hochwertiges Produkt erhältst:

- ✓ **Bio-Siegel:** Suche nach Honigpulver, das von anerkannten Bio-Siegel zertifiziert ist, wie zum Beispiel BioGro. Dies gewährleistet, dass der Honig nach strengen ökologischen Standards hergestellt wurde.

- ✓ **MGO-Gehalt:** Achte darauf, dass der MGO-Gehalt des Honigpulvers höher als 100 mg ist. Ich empfehle dir einen MGO-Gehalt von 300+.

✓ **Monofloral:** Monofloraler Honig stammt von einer einzigen Pflanzenart und bietet oft spezifische gesundheitliche Vorteile. Überprüfe, ob das Honigpulver monofloral ist und ob es von der Manukapflanze stammt.

✓ **Vakuumgetrocknet:** Vakuumtrocknung ist eine schonende Methode zur Entfernung von Wasser aus dem Honig, wodurch die meisten wichtigen Inhaltsstoffe erhalten bleiben. Stelle sicher, dass das von dir gewählte Produkt diesen Trocknungsprozess verwendet.

✓ **Trägermaterial:** Achte darauf, dass das verwendete Trägermaterial kein Maltodextrin ist, sondern z.B. biozertifizierter Akaziengummi. Dies stellt sicher, dass keine unnötigen Zusatzstoffe enthalten sind.

✓ **Herkunft:** Wähle Honigpulver, das aus Neuseeland kommt.

✓ **Vertrauenswürdiger Hersteller:** Kaufe Honigpulver von vertrauenswürdigen Herstellern oder Marken, die für Qualität und Transparenz bekannt sind. Überprüfe Kundenbewertungen und Empfehlungen, um sicherzustellen, dass du ein zuverlässiges Produkt erhältst.

✓ **Verpackung:** Achte auf eine hochwertige Verpackung, die das Honigpulver vor Feuchtigkeit und Licht schützt, um seine Qualität zu bewahren. Achte darauf, dass kein billiges Plastik verwendet wird. Das kann den Geschmack des Pulvers beeinträchtigen.

✓ **Preis:** Qualität hat ihren Preis. Sei vorsichtig vor extrem günstigen Angeboten, da diese möglicherweise minderwertiges oder gestrecktes Honigpulver (Stichwort: billiger Chinahonig) enthalten könnten.

✓ **Zertifikate und Tests:** Überprüfe, ob das Produkt unabhängigen Labortests unterzogen wurde und über entsprechende Zertifikate verfügt, die seine Reinheit und Qualität bestätigen. Hersteller von echtem Honigpulver haben in der Regel kein Problem damit entsprechende Nachweise vorzulegen

Indem du diese Checkliste befolgst, kannst du sicherstellen, dass du hochwertiges Honigpulver erwirbst, das deine Ernährung und Gesundheit optimal ergänzt.

Unsere Empfehlung- Kauftipp für Honigpulver

Unsere Recherchen haben gezeigt, dass es auf dem Markt nur sehr wenige bis keine Anbieter von Honigpulver gibt, die alle Kriterien unserer Checkliste für hochwertiges Honigpulver erfüllen. Vor allem bei der Trocknungsmethode und der Wahl des Trägermaterials trennt sich die Spreu vom Weizen. Ein Hersteller, der sich jedoch durch Qualität und Authentizität auszeichnet, ist ein Anbieter namens **BEEBEAR**. Zudem bietet dieser Lieferant als einziger Honigpulver in Bio-Qualität.

Hier die wichtigsten Eigenschaften von BEEBEAR Bio Honigpulver:

✓ **Herkunft aus Neuseeland:** BEEBEAR bezieht seinen Honig aus Neuseeland, dem ursprünglichen Herkunftsland des Manuka Honigs, was eine hohe Qualität und Reinheit gewährleistet.

✓ **MGO-Zertifizierung:** Das Produkt bietet einen hohen MGO-Wert (300+), der gut lesbar auf der Verpackung zu erkennen ist.

✓ **Monofloral:** BEEBEAR hat ausschließlich monoflorales Honigpulver, das nur aus dem Nektar der Manuka-Pflanze gewonnen wird.

✓ **Vakuumtrocknung:** Dieses Herstellungsverfahren, das BEEBEAR verwendet, stellt sicher, dass alle wichtigen Nährstoffe des kostbaren Manuka Nektars erhalten bleiben.

✓ **Akaziengummi als Trägermaterial:** Statt Maltodextrin verwendet BEEBEAR Akaziengummi als Trägermaterial, was als gesündere Option gilt.

✓ **Verfügbarkeit:** BEEBEAR-Produkte sind auf Plattformen wie Amazon erhältlich.

✓ **Zertifikate:** Der Hersteller verfügt über Zertifikate, die Echtheit und Ursprünglichkeit bestätigen. Diese können auf Anfrage ausgehändigt werden.

✓ **Bio-Siegel:** BEEBEAR ist durch das neuseeländische Bio-Siegel „BioGro" zertifiziert. Ein wesentliches Qualitätsmerkmal für einwandfreie und hochwertige Bio-Qualität.

✓ **Preis:** Das Bio-Honigpulver von BEEBEAR ist etwas teurer. Dafür bietet sie aber besten Manuka Honig in Bio-Qualität, den aktuell kein anderer Hersteller in vergleichbarer Qualität liefert.

Um sicherzustellen, dass du hochwertiges Honigpulver erhältst, das unseren Qualitätsstandards entspricht, empfehlen wir den Besuch der offiziellen Website **www.bee-bear.com**. Hier findest du wichtige Informationen rund um das Thema Manuka Honig. Bitte beachte, dass die Verfügbarkeit je nach Region variieren kann, daher ist es ratsam, die Verkaufsstellen zu überprüfen.

BEAUTYREZEPTE

♥

FÜR DEIN WOHLBEFINDEN

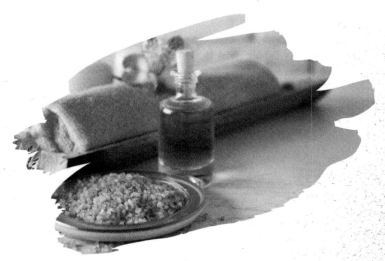

KÖRPERMASKE	KÖRPERPEELING
GESICHTSMASKE	GESICHTSPEELING
HAARMASKE	HAARSPÜLUNG
LIPPENBALSAM	LIPPENPEELING
BADEZUSATZ	MASSAGEÖL
GESICHTSDAMPFBAD	AUGENKOMPRESSE
FUßPEELING	HANDMASKE
BADEBOMBE	BADESALZ
HUSTENBONBONS	GURGELLÖSUNG
ZAHNCREME	MUNDSPÜLUNG

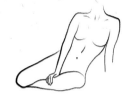

DO IT YOURSELF

KÖRPERPFLEGE

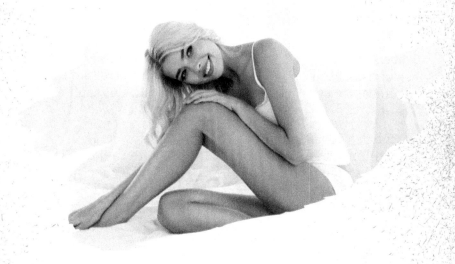

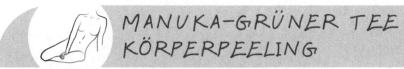

MANUKA-GRÜNER TEE KÖRPERPEELING

Luxuriöse Entspannung für ein angenehmes Körpergefühl

ZUTATEN

- 1 Tasse grüner Tee (stark gebraut und abgekühlt)
- 1 Tasse Zucker
- 2 Esslöffel Manuka Honig
- Ein paar Tropfen ätherisches Pfefferminzöl (optional für einen erfrischenden Duft)

ANLEITUNG

01 Braue starken grünen Tee und lasse ihn abkühlen.

02 Mische den abgekühlten grünen Tee mit Zucker und rühre gut um, bis eine Paste entsteht.

03 Füge den Manuka Honig hinzu und vermische alles gründlich.

04 Falls gewünscht, gib ein paar Tropfen ätherisches Pfefferminzöl hinzu, um einen erfrischenden Duft zu erzeugen.

05 Trage das Peeling auf die feuchte Haut auf und massiere es sanft ein.

06 Lasse es für 5-10 Minuten auf der Haut einwirken und spüle es dann gründlich ab.

WIRKUNG DER INHALTSSTOFFE

- **Grüner Tee:**

Grüner Tee enthält Antioxidantien, die die Haut schützen und beruhigen.

- **Zucker**:

Zucker entfernt abgestorbene Hautzellen und hinterlässt die Haut weich und geschmeidig.

- **Pfefferminzöl:**

Das ätherische Pfefferminzöl verleiht dem Peeling einen erfrischenden Duft und kann die Haut beleben. Es kühlt deine Haut durch Aktivierung der Kälterezeptoren.

WIRKUNG DES KÖRPERPEELINGS

Nach der Anwendung wirst du eine glatte und erfrischte Haut haben. Dieses Körperpeeling ist einfach herzustellen und bieten eine luxuriöse Möglichkeit, deine Haut zu verwöhnen und zu pflegen.

Du kannst es nach Bedarf verwenden, um abgestorbene Hautzellen zu entfernen, die Haut zu nähren und ein seidig glattes Hautgefühl zu genießen. Ein Hauch von Luxus eben.

Viel Spaß beim Ausprobieren und erhole dich gut!

"Schönheit reicht aus, um ins Auge zu fallen. Aber man benötigt Charakter, um im Gedächtnis zu bleiben."
- Coco Chanel

MANUKA-MEERSALZ KÖRPERPEELING

Revitalisierung von Körper und Geist

ZUTATEN

- 1/2 Tasse grobes Meersalz
- 1/4 Tasse Manuka Honig
- 2 Esslöffel Kokosöl (geschmolzen)
- 1 Teelöffel frischer Zitronensaft
- Ein paar Tropfen ätherisches Orangenöl (optional, für einen frischen Duft)

ANLEITUNG

01 In einer Schüssel das grobe Meersalz, den Manuka Honig, das geschmolzene Kokosöl und den frischen Zitronensaft gründlich vermengen.

02 Die Mischung sollte eine körnige Textur haben und gut vermengt sein.

03 Trage das Körperpeeling während deiner Dusche oder eines Bades auf die feuchte Haut auf.

04 Massiere das Peeling sanft in die Haut ein, besonders an den raueren Stellen wie Ellenbogen, Knien und Fersen.

05 Lasse das Peeling für etwa 5-10 Minuten einwirken.

06 Spüle es dann gründlich mit warmem Wasser ab, bis alle Rückstände entfernt sind.

WIRKUNG DER INHALTSSTOFFE

- **Meersalz:**
Grobes Meersalz dient als natürliches Peeling und entfernt abgestorbene Hautzellen, während es gleichzeitig die Durchblutung fördert.

- **Manuka Honig:**
Beruhigt und pflegt deine Haut.

- **Kokosöl:**
Kokosöl ist reich an Vitaminen und hat feuchtigkeitsspendende Eigenschaften, die die Haut weich und geschmeidig machen.

- **Zitronensaft:**
Frischer Zitronensaft enthält Alpha-Hydroxysäuren, die die Haut aufhellen und verjüngen können.

WIRKUNG DES KÖRPERPEELINGS

Sanft wie ein Babypopo:
Das Meersalz Körperpeeling eignet sich, um die Haut zu revitalisieren, abgestorbene Hautzellen zu entfernen und ihr ein gesundes Strahlen zu verleihen. Es kann in der Dusche oder im Bad (oder auch unmittelbar danach) verwendet werden und hinterlässt die Haut frisch und erneuert.

HINWEIS

Wenn du möchtest, kannst du auch ein paar Tropfen ätherisches Orangenöl hinzufügen, um einen angenehmen Duft zu erzeugen.

Viel Spaß beim Körperpeelen!

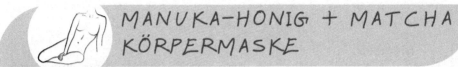

MANUKA-HONIG + MATCHA KÖRPERMASKE

Erfische und belebe deinen Körper

ZUTATEN

- 2 Esslöffel Manuka Honig
- 1 Esslöffel Matcha-Pulver
- 1 Teelöffel Aloe-Vera-Gel
- 1 Teelöffel Jojobaöl
- 3-4 frische Minzblätter (fein gehackt)

ANLEITUNG

01 In einer Schüssel den Manuka, das Matcha-Pulver, das Aloe-Vera-Gel und das Jojobaöl gründlich vermengen, bis eine homogene Paste entsteht.

02 Die frisch gehackten Minzblätter hinzufügen und vorsichtig unterrühren.

03 Trage die Körpermaske großzügig auf die saubere und trockene Haut auf. Beginne mit den Beinen und arbeite dich nach oben vor. Natürlich kannst du auch nur bestimmte Körper-regionen behandeln

04 Lasse die Maske etwa 15-20 Minuten lang einwirken. Nutze die Zeit um dich zu entspannen und den angenehmen Duft des Matcha und der Minze zu genießen.

05 Spüle die Maske gründlich mit warmem Wasser ab und tupfe deine Haut sanft trocken.

WIRKUNG DER INHALTSSTOFFE

- **Manuka Honig:**
Manuka Honig ist reich an Antioxidantien und hilft, die Haut zu beruhigen und zu hydratisieren.

- **Matcha-Pulver:**
Matcha ist reich an Vitaminen. Es kann helfen, die Haut zu revitalisieren und ihr ein gesundes Strahlen zu verleihen.

- **Aloe-Vera-Gel:**
Aloe Vera hat feuchtigkeitsspendende und beruhigende Eigenschaften, die die Haut erfrischen und hydratisieren.

- **Jojobaöl:**
Jojobaöl hilft, deine Haut zu pflegen und mit Feuchtigkeit zu versorgen.

- **Minzblätter:**
Minzblätter verleihen der Maske einen erfrischenden Duft und können die Sinne beleben.

WIRKUNG DES KÖRPERPEELINGS

Die Honig-Matcha Körpermaske ist eine erfrischende und belebende Behandlung für die Haut. Sie bewirkt, dass sich die Haut beruhigt und gibt ihr ein strahlendes Aussehen.

Genieße diese luxuriöse Spa-Behandlung für zu Hause!

"Schön sein bedeutet nicht perfekt auszusehen. Es geht darum die eigene Individualität zu lieben."
- Bobbi Brown

LAVENDEL- MANUKA KÖRPERPEELING

Beruhigend und entspannend nach einem antrengenden Tag

ZUTATEN

- 1/2 Tasse Zucker
- 1/4 Tasse Manuka Honig
- 2 Esslöffel getrocknete Lavendelblüten
- 2 Esslöffel Mandelöl (oder ein anderes hautpflegendes Öl)
- 1 Teelöffel Lavendelöl

ANLEITUNG

01 In einer Schüssel den Zucker, Manuka Honig, getrocknete Lavendelblüten, Mandelöl und Lavendelöl vermengen.

02 Rühre alle Zutaten gut durch, bis eine gleichmäßige Paste entsteht.

03 Trage das Körperpeeling auf die feuchte Haut auf und massiere es in sanften, kreisenden Bewegungen ein. Dies hilft dabei, abgestorbene Hautzellen zu entfernen und die Haut zu beruhigen.

04 Lasse das Peeling etwa 5-10 Minuten auf der Haut einwirken.

05 Spüle das Peeling unter der Dusche gründlich ab und trockne deine Haut sanft ab.

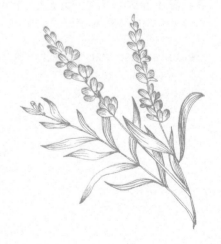

WIRKUNG DER INHALTSSTOFFE

- **Manuka Honig:**
Er reduziert Hautirritationen

- **Zucker:**
Zucker ist ein sanftes Peelingmittel, das die Haut glättet und erfrischt.

- **Getrocknete Lavendelblüten:**
Lavendel hat beruhigende Kräfte und verleiht dem Peeling einen entspannenden Duft.

- **Mandelöl:**
Mandelöl ist ein leichtes, hautpflegendes Öl, das die Haut mit Feuchtigkeit versorgt und geschmeidig macht.

- **Lavendelöl:**
Lavendelöl hat einen beruhigenden und angenehmen Duft. Dadurch wird Stress abgebaut und du kannst dich besser entspannen.

WIRKUNG DES KÖRPERPEELINGS

Vorsicht: Einschlafgefahr!
Spaß beiseite - dieses beruhigende Lavendel und Manuka-Honig Körperpeeling eignet sich hervorragend, um nach einem stressigen Tag oder einer anstrengenden Woche zu entspannen. Es hinterlässt deine Haut nicht nur erfrischt, sondern auch herrlich duftend. Gönn dir eine kleine Auszeit und genieße die beruhigende Wirkung dieses Peelings!

"Das schönste Make-up
einer Frau ist Leidenschaft.
Aber Kosmetika sind
einfacher zu kaufen."
- Yves Saint Laurent

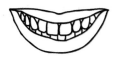

DO IT YOURSELF

ZAHNPFLEGE

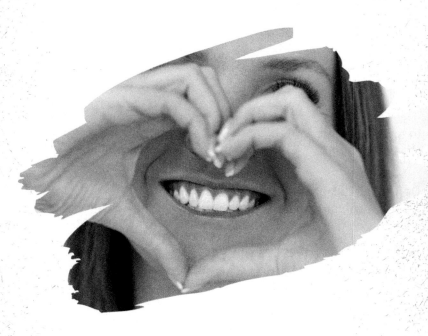

MUNDSPÜLUNG MIT MANUKA UND ZIMT

Wohltuendes Frischegefühl nach dem Zähneputzen

ZUTATEN

- 1 Esslöffel Manuka Honig
- 1 Teelöffel Kokosöl
- 1/2 Teelöffel gemahlener Zimt
- 1 Teelöffel frisch gepresster Zitronensaft
- 1 Tasse warmes Wasser

ANLEITUNG

01 In einer Tasse warmes Wasser geben.

02 Den Manuka Honig und das Kokosöl hinzufügen.

03 Füge den gemahlenen Zimt und den frisch gepressten Zitronensaft hinzu.

04 Gut umrühren, bis sich alle Zutaten vollständig vermengt haben.

05 Die Mundspülung nach dem Zähneputzen verwenden. Gurgle damit gründlich für etwa 30 Sekunden bis zu einer Minute.

06 Nicht schlucken und ausspucken nicht vergessen.

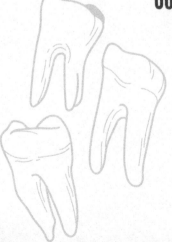

WIRKUNG DER INHALTSSTOFFE

- **Manuka Honig:**
Er fördert die allgemeine Mundgesundheit und bekämpft Bakterien. Manuka sagt sogar Karies den Kampf an.

- **Kokosöl:**
Kokosöl bekämpft ebenfalls Bakterien im Mund und kann die Zähne aufhellen.

- **Zimt:**
Zimt hat einen angenehmen Geschmack. Er hilft dir, schlechten Atem zu bekämpfen und Bakterien im Mund zu reduzieren.

- **Zitronensaft:**
Er gleicht den pH-Wert im Mund aus. Er fördert zudem ebenfalls die Mundgesundheit.

WIRKUNG DER MUNDSPÜLUNG

Mit dieser tollen und einfachen Mundspülung bekommst nicht nur einen frischen Atem, sondern förderst zusätzlich deine Mundgesundheit. Verwende sie als Ergänzung zu deiner täglichen Mundpflege-Routine, z.B. direkt nach dem Zahneputzen.

"Lächeln ist die eleganteste Art, seinen Gegnern die Zähne zu zeigen."
- Werner Finck

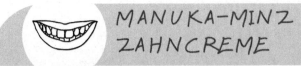

MANUKA-MINZ ZAHNCREME

Natürliche Zahnpflege und frischer Atem - ganz ohne Chemie

ZUTATEN

- 3 Esslöffel Manuka Honig
- 2 Esslöffel Kokosöl
- 2 Esslöffel Backpulver
- 10 Tropfen ätherisches Pfefferminzöl
- 1 Teelöffel Xylitol (optional, für zusätzliche Süße und Kariesprävention. Xylitol wird auch Birkenzucker genannt)
- 1 Teelöffel gemahlene Kurkuma (optional)

ANLEITUNG

01 In einer kleinen Schüssel den Manuka Honig und das Kokosöl vermengen, bis eine gleichmäßige Mischung entsteht.

02 Nach und nach das Backpulver hinzufügen und weiter rühren, bis die Zahncreme die gewünschte Konsistenz erreicht hat. Du kannst mehr Backpulver hinzufügen, wenn du eine dickere Paste bevorzugst.

03 Das ätherische Pfefferminzöl einrühren, um der Zahncreme einen frischen Geschmack zu verleihen.

04 Falls gewünscht, Xylitol und gemahlene Kurkuma hinzufügen.

05 Die selbstgemachte Manuka Honig-Zahncreme in ein verschließbares Glas oder eine leere Zahncremetube umfüllen.

WIRKUNG DER INHALTSSTOFFE

- **Manuka Honig:**
Er fördert die Heilung von Zahnfleischentzündungen und unterstützt die allgemeine Mundgesundheit. Des Weiteren schützt er vor Karies.

- **Kokosöl:**
Kokosöl hat entzündungshemmende und antimikrobielle Eigenschaften, die Zahnfleischentzündungen reduzieren können. Es dient auch als Trägeröl für die anderen Inhaltsstoffe.

- **Backpulver:**
Hilft dir dabei, den Zahnbelag auf deinen Zähnen zu entfernen und sie aufzuhellen. Backpulver ist sanft genug, um den Zahnschmelz nicht zu beschädigen.

- **Ätherisches Pfefferminzöl:**
Pfefferminzöl sorgt für frischen Atem und verleiht der Zahncreme einen angenehmen Geschmack.

- **Xylitol (optional):**
Xylitol ist ein natürlicher Süßstoff, der dazu beiträgt, Karies vorzubeugen.

- **Gemahlene Kurkuma (optional):**
Er kann Zahnfleischentzündungen lindern und die Zähne aufhellen. Beachte jedoch, dass Kurkuma Flecken auf Zahnbürsten, Haut und Kleidung hinterlassen kann.

WIRKUNG DER ZAHNCREME

Natürliche Zahnpflege – selbstgemacht und so einfach. Diese selbstgemachte Manuka Honig-Zahncreme bietet eine natürliche und wirksame Alternative zu handelsüblichen Zahncremes. Beachte, dass sie keinen Fluoridzusatz enthält, daher solltest du dich über die Vor- und Nachteile von Fluorid informieren und gegebenenfalls mit deinem Zahnarzt besprechen.

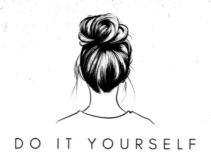

DO IT YOURSELF

HAARPFLEGE

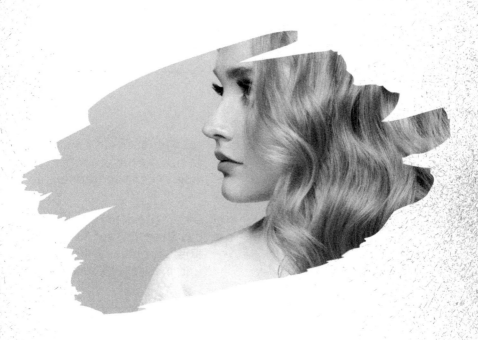

MANUKA-HONIG & ESSIG HAARSHAMPOO

Reinigende Pflege durch Honig und Essig

ZUTATEN

- 1/2 Tasse ungefilterter Apfelessig
- 1/4 Tasse Manuka Honig
- 1/4 Tasse destilliertes Wasser
- 10-15 Tropfen ätherisches Lavendelöl
- 10-15 Tropfen ätherisches Rosmarinöl
- 10-15 Tropfen ätherisches Teebaumöl

ANLEITUNG

01 In einer Schüssel den ungefilterten Apfelessig, Manuka Honig und das destillierte Wasser gründlich vermischen.

02 Füge die ätherischen Öle hinzu - Lavendel, Rosmarin und Teebaumöl. Diese ätherischen Öle haben pflegende Eigenschaften und verleihen dem Shampoo einen angenehmen Duft.

03 Gieße die Shampoo-Mischung in eine leere Flasche oder ein Behältnis deiner Wahl. Es ist ratsam, eine Flasche mit einer Dosierspitze zu verwenden, um die Anwendung zu erleichtern.

04 Vor Gebrauch gut schütteln, da sich die Inhaltsstoffe möglicherweise trennen.

05 Befeuchte dein Haar, trage das Shampoo auf die Kopfhaut und das Haar auf und massiere es sanft ein.

06 Lasse es für etwa 2-3 Minuten einwirken und spüle es dann gründlich mit warmem Wasser aus.

WIRKUNG DER INHALTSSTOFFE

- **Apfelessig:**
Apfelessig reinigt die Haare, bringt Balance in den pH-Wert deiner Kopfhaut und verleiht Glanz.

- **Manuka Honig:**
Er hydratisiert und pflegt dein Haar.

- **Ätherisches Lavendelöl:**
Beruhigt und entspannt die Kopfhaut. Es verleiht dem Shampoo auch einen angenehmen Duft.

- **Ätherisches Rosmarinöl:**
Rosmarinöl kann die Durchblutung der Kopfhaut anregen und das Haarwachstum fördern.

- **Ätherisches Teebaumöl:**
Beruhigt die Kopfhaut und reduziert Schuppenbildung.

WIRKUNG DES HAARSHAMPOOS

Spürbare Reinigung - Dieses selbstgemachte Manuka-Honig Haarshampoo eignet sich gut für diejenigen, die nach einer natürlichen, pflegenden Alternative zu herkömmlichen Shampoos suchen. Es reinigt dein Haar und verleiht Glanz.

"Für eine Frau ist Schönheit unbedingt wichtiger als Intelligenz, denn für Männer ist Sehen leichter als Denken."
-Lil Dagover

KAFFEE-HONIG HAARMASKE

Belebende und angenehme Haarmaske für die kalte Jahreszeit

ZUTATEN

- 2 Esslöffel gemahlener Kaffee (ungesüßt)
- 1 Esslöffel Manuka Honig
- 1 Esslöffel Kokosöl
- 1 Teelöffel Zimt (gemahlen)
- 1 Teelöffel Vanilleextrakt (optional)

ANLEITUNG

01 In einer Schüssel den gemahlenen Kaffee, den Manuka Honig, das Kokosöl und den Zimt gründlich vermischen. Falls gewünscht, kannst du auch etwas Vanilleextrakt hinzufügen, um einen angenehmen Duft zu erzielen.

02 Das Haar gründlich mit Wasser durchfeuchten, um es auf die Maske vorzubereiten.

03 Die Mischung gleichmäßig auf das feuchte Haar auftragen, wobei du besonders auf die Haarspitzen und die Kopfhaut achtest. Massiere die Mischung sanft ein, um sicherzustellen, dass sie gut verteilt ist.

04 Decke dein Haar mit einer Duschhaube oder Frischhaltefolie ab und lasse die Maske etwa 30 Minuten bis 1 Stunde einwirken. Währenddessen kannst du ein Buch lesen (zB "Manuka Magic"), Musik hören oder einfach nur entspannen.

05 Nach der Einwirkzeit das Haar gründlich mit warmem Wasser ausspülen, bis die Mischung vollständig entfernt ist.

WIRKUNG DER INHALTSSTOFFE

- **Kaffee:**

Die Durchblutung der Kopfhaut wird gefördert und das Haarwachstum wird angeregt. Er hat auch leicht exfolierende Eigenschaften, die abgestorbene Hautzellen entfernen können.

- **Manuka Honig:**

Er revitalisiert dein Haar, spendet Feuchtigkeit und verleiht Glanz.

- **Kokosöl:**

Dieses Öl ist bekannt für seine feuchtigkeitsspendenden und pflegenden Eigenschaften. Es dringt tief in das Haar ein und repariert trockenes oder strapaziertes Haar.

- **Zimt:**

Die antimikrobielle Eigenschaft von Zimt beruhigt die Kopfhaut und stoppt die Schuppenbildung. Der angenehme Duft von Zimt verleiht der Maske zudem ein zusätzliches Wohlfühlerlebnis.

WIRKUNG DER HAARMASKE

Vermittelt ein Gefühl von Weihnachten (wegen dem Zimt). Diese Haarmaske verhilft deinem Haar zu mehr Stärke und Resistenz. Deine Kopfhaut wird zudem beruhigt. Diese Maske eignet sich besonders gut für Liebhaber von Kaffee und natürlichen Haarpflegeprodukten. Solltest du die Maske wirklich in der Winterzeit (während Weihnachten) machen so kannst du ja, um die Einwirkzeit zu überbrücken, ein paar selbstgemachte Plätzchen mit Manuka Honig naschen.

Eigentlich wollte ich in diesem Buch keine kulinarischen Rezepte veröffentlichen, aber die Vorstellung der Maske in Verbindung mit gesunden und leckeren Weihnachtsplätzchen ist zu verlockend. Hier also mein Plätzchenrezept.

Das ist der Vorteil, wenn man keinen Verlag im Nacken hat – man kann machen was man will. Deswegen also hier und jetzt ein leckeres und gesundes Plätzchenrezept (hätte ich auch nicht gedacht). :)

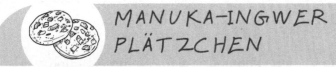

MANUKA-INGWER PLÄTZCHEN

Der gesunde und nahrhafte Snack für Zwischendurch

ZUTATEN

- 1 1/2 Tassen Haferflocken (gemahlen zu Hafermehl)
- 1/2 Tasse Mandelmehl
- 1 TL gemahlener Ingwer
- 1/2 TL Zimt
- 1/4 TL gemahlene Nelken
- 1/4 TL Salz
- 1/4 Tasse Manuka Honig
- 1/4 Tasse Kokosöl (geschmolzen)
- 1 TL Vanilleextrakt
- Zesten (dünne Streifen der äußersten, farbigen Schicht aus der Fruchtschale) von 1 Bio-Zitrone
- 1 Ei

ANMERKUNG

Falls du andere Mehle verwenden möchtest, haben wir hier Alternativen für dich. Achte stets auf die Konsistenz des Teigs und gebe ggf. zusätzliche Flüssigkeit dazu:

1. *Kokosmehl*: Kokosmehl ist eine gute glutenfreie Option und kann in vielen Rezepten als Ersatz für Mandelmehl verwendet werden. **Wichtig:** Kokosmehl nimmt viel Flüssigkeit auf, daher kann es erforderlich sein, die Flüssigkeitsmenge im Rezept anzupassen.
2. Mehl aus *glutenfreien Haferflocken*: Wenn du glutenfreie Plätzchen bevorzugst, kannst du glutenfreie Haferflocken zu Mehl mahlen und als Ersatz für normales Hafermehl verwenden.
3. *Buchweizenmehl*: Buchweizenmehl ist eine nährstoffreiche glutenfreie Option. Es hat einen leicht nussigen Geschmack und kann in Kombination mit Mandelmehl oder Hafermehl verwendet werden.
4. *Reismehl:* Reismehl ist eine vielseitige glutenfreie Mehlsorte und eignet sich gut als Ersatz für Mandelmehl oder Hafermehl.

ANLEITUNG

01 Zuerst den Backofen auf 160 Grad Celsius vorheizen und ein Backblech mit Backpapier auslegen.

02 In einer großen Schüssel das Hafermehl, Mandelmehl (bzw. das Mehl deiner Wahl), gemahlenen Ingwer, Zimt, Nelken und Salz vermischen.

03 In einer separaten Schüssel den Manuka Honig, geschmolzenes Kokosöl, Vanilleextrakt, Zitronenzesten und das Ei gut verrühren.

04 Die nassen Zutaten zu den trockenen Zutaten geben und alles gründlich vermengen, bis ein gleichmäßiger Teig entsteht.

05 Den Teig zu einer Kugel formen und zwischen zwei leicht bemehlten Backpapieren ausrollen, bis er etwa 5 mm dick ist.

06 Verwende Plätzchen-ausstecher, um deine Lieblingsplätzchen-formen aus dem Teig auszustechen, und lege sie auf das vorbereitete Backblech.

07 Backe die Plätzchen im vorgeheizten Ofen für etwa 10-12 Minuten oder bis sie leicht goldbraun sind.

08 Lasse die Plätzchen auf dem Blech abkühlen. Dann lege sie vorsichtig auf ein Drahtgestell, damit sie vollständig auskühlen.

09 Genieße deine selbstgemachten Manuka Honig-Ingwer-Plätzchen als gesunde und köstliche Leckerei zu Weihnachten!

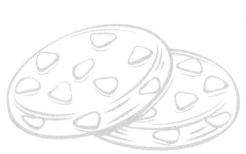

MANUKA-HONIG-BIER HAARMASKE

Kräftigende Maske für starkes und dickes Haar

ZUTATEN

- 1/2 Tasse Manuka Honig
- 1/2 Tasse Bier (am besten ein helles Bier)

ANLEITUNG

01 In einer Schüssel den Manuka Honig und das Bier miteinander vermengen, bis eine gleichmäßige Mischung entsteht. Bei Bedarf das Bier leicht erhitzen, damit sich der Honig besser auflöst

02 Dein Haar gründlich mit Wasser befeuchten.

03 Trage die Bier-Honig-Maske auf das feuchte Haar auf, beginnend an den Wurzeln und verteile sie gleichmäßig bis zu den Spitzen.

04 Massiere die Maske sanft in die Kopfhaut ein. Verteile die Maske gleichmäßig mit einem Kamm auf dein Haar.

05 Decke dein Haar mit einer Duschhaube oder einem Handtuch ab und lasse die Maske etwa 30-45 Minuten lang einwirken.

06 Spüle die Maske anschließend gründlich mit warmem Wasser aus, bis keine Rückstände mehr vorhanden sind.

07 Verwende dann im Anschluss dein gewohntes Shampoo oder deinen Conditioner, um das Haar zu waschen.

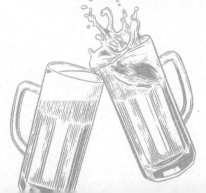

WIRKUNG DER INHALTSSTOFFE

- **Manuka Honig:**

Er hilft dir dabei, Feuchtigkeit im Haar einzuschließen und Trockenheit zu reduzieren.

Die natürlichen antibakteriellen Eigenschaften von Manuka Honig beruhigen deine Kopfhaut und die Schuppenbildung wird reduziert.

Durch die Anwendung von Manuka Honig auf dem Haar wird die Textur verbessert, und es fühlt sich weicher und glatter an.

- **Bier:**

Bier enthält B-Vitamine, Proteine und Hefe, die das Haar stärken und ihm mehr Volumen verleihen.

Die im Bier enthaltenen Proteine können beschädigtes Haar reparieren und die Haarstruktur verbessern.

Der leicht saure pH-Wert von Bier glättet die Schuppenschicht des Haares und das Haar wird glänzender.

WIRKUNG DER HAARMASKE

Endlich schöne Haare! Zusammen ergeben Manuka Honig und Bier eine pflegende Haarmaske, die Feuchtigkeit spendet, das Haar stärkt und ihm Glanz verleiht. Diese Maske ist besonders vorteilhaft für trockenes oder geschädigtes Haar. Du wirst merken, wie sich die allgemeine Gesundheit und das Aussehen deiner Haare verbessert.

HINWEIS

Beachte jedoch, dass der Geruch von Bier nach der Anwendung ausgewaschen werden sollte, damit es keine unangenehmen Rückstände hinterlässt.

HONIG–BANANE HAARSPÜLUNG

Für das Extra an Volumen und Geschmeidigkeit

ZUTATEN

- 2 Esslöffel Manuka Honig
- 1 reife Banane (darf auch schon braun sein)
- 2 Esslöffel Kokosmilch
- 1 Teelöffel Jojobaöl

ANLEITUNG

01 Schäle die reife Banane, zerkleinere sie in einer Schüssel und drücke sie zu einer cremigen Paste.

02 Füge den Manuka Honig, die Kokosmilch und das Jojobaöl zur Bananenpaste hinzu.

03 Vermische alle Zutaten gründlich, bis du eine glatte Haarspülung erhältst.

04 Wasche zuerst deine Haare mit Shampoo, um sie von Schmutz und überschüssigem Öl zu befreien.

05 Trage die Haarspülung gleichmäßig auf dein feuchtes Haar auf. Konzentriere dich besonders auf die Haarspitzen und trockenen Stellen.

06 Lasse die Spülung für 10-15 Minuten einwirken, damit die pflegenden Inhaltsstoffe tief in die Haare eindringen können.

07 Spüle deine Haare anschließend gründlich mit warmem Wasser aus. Falls gewünscht, kannst du eine kleine Menge Shampoo verwenden, um sicherzustellen, dass keine Rückstände bleiben.

WIRKUNG DER INHALTSSTOFFE

- **Manuka Honig:**
Er ist reich an natürlichen Nährstoffen und Antioxidantien. Er hilft, das Haar zu pflegen und zu revitalisieren, indem er Feuchtigkeit spendet, Schuppenbildung reduziert und die Kopfhaut beruhigt.

- **Banane:**
Bananen sind eine ausgezeichnete Quelle für Vitamine und Mineralstoffe, insbesondere Vitamin A, C und B6 sowie Kalium. Diese Nährstoffe stärken das Haar, verbessern die Elastizität und fördern das Haarwachstum. Bananen helfen auch, trockene und strapazierte Haare zu reparieren und verleihen ihnen Glanz und Geschmeidigkeit.

- **Kokosmilch:**
Reich an Fettsäuren, dringt sie tief in die Haarstruktur ein und nährt es von innen heraus. Kokosmilch ist auch bekannt für ihre kühlende Wirkung auf die Kopfhaut und lindert eventuelle Reizungen.

- **Jojobaöl:**
Jojobaöl ist eine leichte, nicht fettende Ölsorte, die die Haarfollikel tief befeuchtet und gleichzeitig das Haar nicht beschwert. Es hilft, das Haar zu entwirren, Spliss zu verhindern und es weich und geschmeidig zu halten. .

WIRKUNG DER HAARSPÜLUNG

Alles Banane! Diese tolle selbstgemachte Manuka-Honig Haarspülung mit Banane, Kokosmilch und Jojobaöl verleiht deinem Haar extra Volumen, Geschmeidigkeit und einen herrlichen Duft. Verwende sie einmal pro Woche oder nach Bedarf, um dein Haar zu revitalisieren und zu verwöhnen.

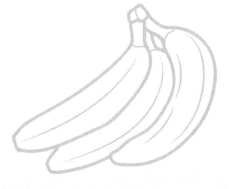

DO IT YOURSELF

WELLNESS

HONIG-MEERSALZ-MINZE FUSSPEELING

Das etwas andere Peeling für frische und sanfte Füße

ZUTATEN

- 1/2 Tasse grobes Meersalz
- 2 Esslöffel Manuka Honig
- 2 Esslöffel natives Olivenöl extra
- Blätter von frischer Minze
- Ein paar Tropfen von ätherischem Minzöl (optional, für extra Frische)

ANLEITUNG

01 Im ersten Schritt gibst du das grobe Meersalz in eine Schüssel.

02 Hacke die frischen Minzblätter fein und füge sie zum Salz hinzu. Minze verleiht dem Peeling eine erfrischende Note.

03 In einer separaten kleinen Schüssel mische den Honig und das Olivenöl gründlich.

04 Kombiniere nun die Honig-Öl-Mischung mit dem Salz und der Minze. Falls gewünscht, füge einige Tropfen ätherisches Minzöl hinzu, um die Frische zu verstärken.

05 Vermische alle Zutaten gründlich, bis du eine gleichmäßige Paste erhältst.

06 Trage die Fußpeeling-Paste auf deine sauberen, feuchten Füße auf. Massiere sie sanft ein, besonders auf trockenen Stellen wie den Fersen.

07 Lasse die Paste für etwa 10-15 Minuten auf deinen Füßen einwirken, damit die Haut von den pflegenden Inhaltsstoffen profitieren kann. Danach mit warmen Wasser abspülen.

WIRKUNG DER INHALTSSTOFFE

- **Grobes Meersalz:**
Meersalz dient als Hauptbestandteil des Peelings und hilft, abgestorbene Hautzellen sanft zu entfernen. Es fördert die Durchblutung deiner Haut und hinterlässt sie glatt und erfrischt.

- **Manuka Honig:**
Manuka Honig ist ein ausgezeichneter Feuchtigkeitsspender für trockene Hautpartien.

- **Natives Olivenöl extra:**
Speziell Olivenöl ist reich an Vitamin E und gesunden Fettsäuren, die die Haut nähren und mit Feuchtigkeit versorgen. Es hilft, die Haut weich und geschmeidig zu machen.

- **Blätter von frischer Minze:**
Die Minzblätter verleihen dem Peeling eine erfrischende Note und können die Haut beleben. Minze hat auch kühlende Eigenschaften, die besonders angenehm für müde Füße sind.

- **Ätherisches Minzöl (optional):**
Wenn du extra Frische bevorzugst, kannst du einige Tropfen ätherisches Minzöl hinzufügen. Es verstärkt den erfrischenden Effekt und trägt zur Entspannung bei.

WIRKUNG DES FUSSPEELINGS

Ungewöhlich aber unbedingt ausprobieren!
Dieses Manuka-Honig Fußpeeling mit Meersalz und Minze ist eine erfrischende und pflegende Behandlung für deine Füße. Es entfernt abgestorbene Hautzellen, spendet Feuchtigkeit und hinterlässt ein angenehmes Frischegefühl. Verwende es einmal pro Woche, um deine Füße in Topform zu halten.

MANUKA-HONIG MASSAGEÖL

Du hast es dir verdient - deine persönliche Tiefenentspannung nach einem stressigen Tag

ZUTATEN

- 1/4 Tasse Trägeröl (z. B. Mandelöl, Jojobaöl oder Kokosöl)
- 2 Esslöffel Manuka Honig
- 5-7 Tropfen ätherisches Lavendelöl
- 3-5 Tropfen ätherisches Kamillenöl (wahlweise)
- Eine kleine Flasche oder Glas zur Aufbewahrung

ANLEITUNG

01 Vorbereitung: Vergewissere dich, dass deine Arbeitsfläche sauber ist. Stelle ein sterilisiertes Glas oder eine Flasche zur Aufbewahrung bereit.

02 Trägeröl hinzufügen: Gieße dein ausgewähltes Trägeröl in das Glas oder die Flasche.

03 Manuka Honig einrühren: Gib den Manuka Honig vorsichtig in das Glas/in die Flasche zum Trägeröl. Verwende einen Löffel oder einen Schaschlikspieß, um die Zutaten gut zu vermengen. Dies kann ein paar Minuten dauern. Der Honig sollte sich gut mit dem Öl verbinden.

04 Ätherische Öle hinzufügen: Füge die ätherischen Öle hinzu. Lavendelöl ist bekannt für seine beruhigenden Eigenschaften und kann dir helfen, zu entspannen. Kamillenöl ist optional, aber es kann ebenfalls zur Entspannung beitragen.

05 Verschließe das Gefäß: Verschließe das Glas oder die Flasche fest und schüttle es vorsichtig, um die Öle gut zu mischen.

WIRKUNG DER INHALTSSTOFFE

- **Trägeröl (Mandelöl, Jojobaöl oder Kokosöl):**
Das Trägeröl dient als Basis für das Körperöl und hilft dabei, die Haut mit Feuchtigkeit zu versorgen und sie geschmeidig zu halten. Es schützt die Haut vor Austrocknung

- **Manuka Honig:**
Manuka Honig ist ein wahres Wundermittel für die Haut. Honig versorgt die Haut mit Feuchtigkeit

- **Ätherisches Lavendelöl:**
Dieses Öl ist bekannt für seine entspannende Wirkung auf Körper und Geist. Stress wird besser abgebaut und es beruhigt die Haut. Es kann auch bei Hautirritationen und Rötungen helfen.

- **Ätherisches Kamillenöl (optional):**
Kamillenöl ist ebenfalls für seine beruhigenden Eigenschaften bekannt und kann die Hautpflege unterstützen.

ANWENDUNG

Verwende dieses entspannende Manuka-Honig-Massageöl z.B. nach einem stressigen Arbeitstag. Massiere es sanft auf deine Haut, insbesondere an Stellen, wo du Verspannungen spürst. Genieße die beruhigende Wirkung und die angenehme Massage.

Dieses Massageöl ist perfekt, um Körper und Geist zu entspannen. Der Manuka Honig in Kombination mit den ätherischen Ölen sorgt für ein luxuriöses und beruhigendes Erlebnis. Beachte, dass einige Menschen auf ätherische Öle allergisch reagieren können, daher solltest du vor der Anwendung immer einen Patch-Test (z.B. am Handgelenk) durchführen.

Viel Spaß beim Entspannen und immer schön locker bleiben.

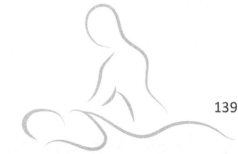

MANUKA-HONIG-GESICHTSDAMPFBAD

Die etwas andere Pflege für dein Gesicht - Geheimtipp

ZUTATEN

- 2 Teelöffel Manuka Honig
- 4 Tassen heißes Wasser
- Ein Handtuch
- Frische Kräuter (z. B. Kamille, Rosmarin oder Lavendel, je nach Hauttyp und gewünschtem Effekt)

ANLEITUNG

01 Koche etwa 4 Tassen Wasser und gieße sie in eine große hitzebeständige Schüssel.

02 Füge die frischen Kräuter hinzu. Du kannst eine oder mehrere Kräutersorten verwenden, je nachdem, welchen Effekt du erzielen möchtest. Kamille wirkt beruhigend, Rosmarin belebend und Lavendel entspannend.

03 Lass das Wasser etwa 5 Minuten ziehen, um die ätherischen Öle aus den Kräutern freizusetzen.

04 Füge die 2 Teelöffel Manuka Honig hinzu und rühre, bis er sich im Wasser aufgelöst hat.

05 Beuge dich über die Schüssel mit dem Dampf und decke deinen Kopf mit einem Handtuch ab, um den Dampf einzufangen. Halte dein Gesicht etwa 10-15 Minuten über dem Dampf.

06 Atme tief ein und genieße die beruhigende Wirkung des Dampfes auf deine Haut und deine Sinne.

07 Nach dem Dampfbad kannst du dein Gesicht sanft mit kaltem Wasser abspülen, um die Poren zu schließen, und deine Haut mit einem sanften Gesichtsreiniger reinigen.

WIRKUNG DER INHALTSSTOFFE

- **Manuka Honig :**

Manuka Honig ist der Star dieses Gesichtsdampfbades. Er wirkt feuchtigkeitsspendend und fördert die Hautregeneration.

- **Heißes Wasser mit frischen Kräutern:**

Die Verwendung von heißem Wasser und frischen Kräutern, wie Kamille, Rosmarin oder Lavendel, bietet verschiedene Vorteile je nach Hauttyp und gewünschtem Effekt. Kamille beruhigt und eignet sich besonders gut für empfindliche Haut. Rosmarin kann die Durchblutung anregen und die Haut beleben. Lavendel hat entspannende Eigenschaften und kann dazu beitragen, Stress abzubauen. Die ätherischen Öle aus den Kräutern werden durch den Dampf freigesetzt und tragen zur Wirkung des Gesichtsdampfbads bei.

WIRKUNG DES GESICHTSDAMPFBADES

Dieses Gesichtsdampfbad ist ein echtes Wohlfühlerlebnis. Der Honig und die Kräuter in Kombination klären deine Haut, versorgen sie mit Feuchtigkeit und beruhigen sie. Es ist eine wunderbare Möglichkeit, sich zu entspannen und gleichzeitig die Hautpflege zu verbessern. Das Dampfbad ist ein echter Geheimtipp! Biite nicht weitersagen.

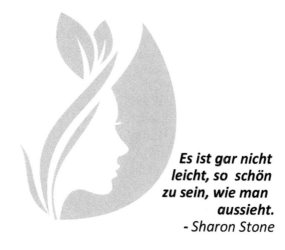

Es ist gar nicht leicht, so schön zu sein, wie man aussieht.
- Sharon Stone

MANUKA-HONIG-AUGENKOMPRESSE

Für den totalen Durchblick - deine Augen werden es dir danken

ZUTATEN

- 1 Teelöffel Manuka Honig
- 1 Tasse lauwarmes Wasser
- Ein sauberes Baumwolltuch oder Wattepads

ANLEITUNG

01 Lass uns loslegen: Das saubere Baumwolltuch oder die Wattepads in die Tasse mit lauwarmem Wasser tauchen. Lasse sie kurz darin einweichen.

02 Entferne das getränkte Tuch oder die Wattepads vorsichtig aus dem Wasser und wringe sie leicht aus, sodass sie nicht mehr tropfen.

03 Trage nun den Manuka Honig gleichmäßig auf das Tuch oder die Wattepads auf. Du solltest den Honig leicht verstreichen, um sicherzustellen, dass er sich gut verteilt.

04 Lege das getränkte Tuch oder die Wattepads auf deine geschlossenen Augenlider.

05 Entspanne dich und lasse die Kompresse etwa 10-15 Minuten lang auf deinen Augen ruhen.

06 Anschließend kannst du die Kompresse vorsichtig entfernen und deine Augen mit klarem Wasser abspülen, um eventuelle Honigreste zu entfernen.

WIRKUNG DES INHALTSSTOFFES

- **Manuka Honig:**

  - Feuchtigkeitsversorgung: Manuka Honig hat natürliche feuchtigkeitsspendende Eigenschaften. Das Auftragen auf die Haut um die Augen lindert Trockenheit.
  - Beruhigende Wirkung: Der Honig kann bei gereizten oder geröteten Augen eine beruhigende Wirkung haben. Dies ist besonders nützlich, wenn die Augen durch Umweltfaktoren, wie z.B. trockene Luft, gereizt werden.
  - Sanfte Exfoliation: Der Honig entfernt sanft abgestorbene Hautzellen. Dadurch bekommst du ein glatteres Hautbild

WIRKUNG DER AUGENKOMPRESSE

Das Resultat: Müde Augen werden beruhigt und Trockenheit gelindert. Du kannst sie bei Bedarf verwenden, um deine Augen zu revitalisieren und zu verwöhnen.

Es gibt ein Alter indem eine Frau schön sein muss, um geliebt zu werden. Und dann kommt ein Alter, indem sie geliebt werden muss, um schön zu sein.
- Francoise Sagan

MANUKA-ALOE VERA HANDMASKE

Auch die Hände wollen verwöhnt werden - für geschmeidige Hände

ZUTATEN

- 1 Esslöffel Manuka Honig
- 1 Esslöffel reines Aloe Vera Gel
- 1 Teelöffel Kokosöl
- Tropfen von ätherischem Lavendelöl (optional)

ANLEITUNG

01 Wäsche deine Hände.

02 Mische den Manuka, das Aloe Vera Gel und das Kokosöl. Wenn du möchtest, kannst du auch einige Tropfen ätherisches Lavendelöl hinzufügen, um einen angenehmen Duft zu erzeugen.

03 Trage die Mischung großzügig auf deine Hände auf, insbesondere auf die trockenen und rissigen Stellen. Nagelbett nicht vergessen.

04 Ziehe dünne Baumwollhandschuhe an, um zu verhindern, dass die Maske verschmiert und um deine Hände zu wärmen. Durch Handschuhe verbesserst du die Aufnahme der Pflege-bestandteile durch deine Haut.

05 Lasse die Maske etwa 20-30 Minuten einwirken. Nun wird entspannt. Du kannst diese Zeit nutzen, um ein Buch zu lesen (z.B. "Manuka Magic") oder Musik zu hören.

06 Nach der Einwirkzeit entferne die Handschuhe und spüle die Handmaske sorgfältig mit lauwarmem Wasser ab.

07 Tupfe deine Hände sanft mit einem weichen Handtuch trocken. Der Effekt ist spürbar - du wirst sofort bemerken, wie weich und geschmeidig deine Hände jetzt sind.

08

WIRKUNG DER INHALTSSTOFFE

- **Manuka Honig:**
Er hilft, trockene Haut zu hydrieren und mit Feuchtigkeit zu versorgen.

- **Aloe Vera Gel:**
Beruhigung und Kühlung: Aloe Vera ist bekannt für seine beruhigenden und kühlenden Eigenschaften. Es kann Rötungen und Irritationen lindern. Aloe Vera ist ideal für die Pflege trockener Haut.

- **Kokosöl:**
Kokosöl ist auch ein hervorragender Feuchtigkeitsspender und schützt vor Austrocknung. Weiterhin bildet das Öl eine Schutzbarriere auf der Haut, die deine Haut vor Umwelteinflüssen und Feuchtigkeitsverlust schützt.

- **Ätherisches Lavendelöl (optional):**
Entspannung: Lavendelöl hat beruhigende und entspannende Eigenschaften. Es hilft dabei, die Sinne zu beruhigen.

WIRKUNG DER HANDMASKE

Diese Manuka-Honig Handmaske ist ideal, um trockene Haut zu beruhigen, Feuchtigkeit zu spenden und sie wieder geschmeidig zu machen. Du kannst sie regelmäßig verwenden, um deine Hände in bestem Zustand zu halten.

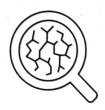

DO IT YOURSELF

HAUTPROBLEME

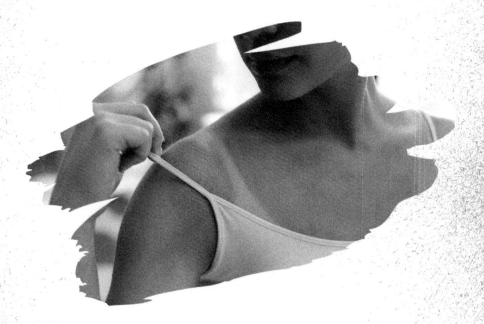

TROCKENE ELLBOGEN UND FERSEN-BEHANDLUNG

Sag trockenen Ellbogen und Fersen den Kampf an

ZUTATEN

- 2 Esslöffel Manuka Honig
- 1 Esslöffel Kokosöl (extra natives)
- 1 Teelöffel Hafermehl (fein gemahlen, optional)

ANLEITUNG

01 Wir beginnen mit sauberen und trockenen Ellbogen bzw. Fersen.

02 In einer kleinen Schüssel den Manuka Honig und das Kokosöl vermischen. Das Kokosöl sollte vorher leicht erwärmt werden, damit es flüssig ist.

03 Wenn du möchtest, kannst du auch einen Teelöffel fein gemahlenes Hafermehl hinzufügen. Dies hilft, abgestorbene Hautzellen sanft zu exfolieren und die Haut weicher zu machen. Dies ist jedoch optional. Wie es dir beliebt.

04 Die Masse gleichmäßig auf die trockenen Ellbogen und Fersen auftragen.

05 Lasse die Behandlung etwa 20-30 Minuten einwirken. In dieser Zeit können die wertvollen Inhaltsstoffe des Manuka Honigs und des Kokosöls intensiv in die Haut einziehen.

06 Nach der Einwirkzeit spüle die Mischung mit warmem Wasser ab.

07 Anschließend trockne die Haut vorsichtig ab und trage eine feuchtigkeitsspendende Lotion oder etwas Kokosöl auf. So rundest du deine Ellbogen bzw. Fersenbehandlung erfolgreich ab.

WIRKUNG DER INHALTSSTOFFE

- **Manuka Honig:**

Feuchtigkeitsspendend: Manuka Honig ist ein erstklassiger Feuchtigkeitsspender und hilft dabei, trockene Hautstellen intensiv mit Feuchtigkeit zu versorgen. Er lindert Rötungen an Ellbogen und Fersen und hilft deiner Haut dabei sich zu regenerieren.

- **Kokosöl (extra natives):**

Auch Kokosöl spendet Feuchtigkeit und hilft, die Haut vor Feuchtigkeitsverlust zu schützen. Das Öl bildet zusätzlich eine Schutzbarriere auf der Haut.

- **Hafermehl (fein gemahlen, optional):**

Sanftes Peeling: Hafermehl kann als sanftes Peeling wirken, um abgestorbene Hautzellen zu entfernen und die Haut glatter zu machen.

HINWEISE

Du kannst diese Behandlung einmal pro Woche oder nach Bedarf anwenden, um trockene Ellbogen und Fersen zu pflegen. Manuka Honig und Kokosöl spenden Feuchtigkeit und machen die Haut geschmeidig.

Bitte beachte, dass du allergisch gegenüber einem der Inhaltsstoffe sein könntest. Teste das Produkt zuerst auf einer kleinen Hautstelle, um sicherzustellen, dass keine Reaktion auftritt.

Jeder, der sich die Fähigkeit erhält, Schönes zu erkennen, wird nie alt werden.
- Franz Kafka

HONIG–KOHLE–MATCHA AKNE BEHANDLUNG

Goodbye Akne - intensive Gesichtsbehandlung

ZUTATEN

- 1 Teelöffel Aktivkohle
- 1 Teelöffel Matcha-Pulver
- 2 Teelöffel Kefir
- 1/2 Teelöffel Kurkuma-Pulver
- 1 Teelöffel Manuka Honig (mit hohem UMF oder MGO-Wert)

ANLEITUNG

01 In einer Schüssel Aktivkohle, Matcha-Pulver und Kefir vermengen, bis eine homogene Paste entsteht.

02 Kurkuma-Pulver hinzufügen und erneut gut vermengen. Achte darauf, dass die Maske nicht zu flüssig wird.

03 Zum Schluss 1 Teelöffel Manuka Honig hinzufügen und vorsichtig unterrühren.

04 Reinige dein Gesicht gründlich, um Öl und Schmutz zu entfernen.

05 Trage die vorbereitete Maske gleichmäßig auf dein Gesicht auf. Vermeide dabei die Augenpartie.

06 Lasse die Maske etwa 15-20 Minuten einwirken, bis sie vollständig getrocknet ist.

07 Spüle dein Gesicht mit warmem Wasser ab und tupfe es sanft trocken.

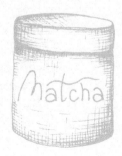

WIRKUNG DER INHALTSSTOFFE

- **Aktivkohle:**

Aktivkohle ist bekannt für ihre Fähigkeit, Schmutz, überschüssiges Öl und Unreinheiten aus den Poren zu ziehen. Sie wirkt wie ein Magnet und hilft, die Haut zu klären und Mitesser zu entfernen.

- **Matcha-Pulver:**

Reich an Antioxidantien, die die Haut vor freien Radikalen schützen können. Darüber hinaus kann Matcha die Produktion von Talg regulieren. Das ist besonders hilfreich beim Kampf gegen Akne.

- **Kefir:**

Kefir ist eine probiotische Milch, die hilft, die Haut zu beruhigen und das Gleichgewicht der Hautflora wiederherzustellen. Dies kann helfen, Akneausbrüche zu minimieren.

- **Kurkuma-Pulver:**

Es kann die Haut beruhigen und das Hautbild verbessern.

- **Manuka Honig:**

Bekämpft die Bakterien, die Akne hervorrufen.

HINWEISE

Verwende diese Maske einmal pro Woche, um Akne vorzubeugen und deine Haut zu klären.

Bitte beachte, dass diese Maske aufgrund ihrer starken Inhaltsstoffe möglicherweise nicht für empfindliche Hauttypen geeignet ist. Es ist immer ratsam, vor der Anwendung neue Hautpflegeprodukte oder -masken an einer kleinen Hautstelle zu testen, um etwaige allergische Reaktionen auszuschließen.

HONIG-KOMPRESSEN BEI SONNENBRAND

Lindert Schmerzen und beschleunigt die Heilung

ZUTATEN

- 2 Esslöffel Manuka Honig
- 1 Tasse lauwarmes Wasser
- Ein weiches Baumwolltuch oder eine sterile Gaze

ANLEITUNG

01 Gieße etwas lauwarmes Wasser in eine Tasse.

02 Im zweiten Schritt gibst du die 2 Esslöffel Manuka Honig in die Tasse mit lauwarmem Wasser und rührst vorsichtig um, bis sich der Honig im Wasser auflöst.

03 Tauche das weiche Baumwolltuch oder die sterile Gaze in die Honig-Wasser-Mischung. Stelle sicher, dass das Tuch gut durchtränkt ist, aber nicht trieft.

04 Lege das getränkte Tuch vorsichtig auf die sonnenverbrannten Hautstellen, sei es im Gesicht, auf den Schultern oder auf anderen betroffenen Bereichen.

06 Lasse die Kompressen für etwa 15-20 Minuten auf der Haut liegen.

07 Wiederhole diesen Vorgang alle paar Stunden oder nach Bedarf, um die Haut zu beruhigen und zu hydratisieren.

WIRKUNG DER INHALTSSTOFFE

- **Manuka Honig:**
Wenn er auf sonnenverbrannte Haut aufgetragen wird, kann er helfen, die Haut zu beruhigen und Entzündungen zu reduzieren. Gleichzeitig spendet er Feuchtigkeit und unterstützt den Heilungsprozess der Haut.

- **Lauwarmes Wasser:**
Die Verwendung von lauwarmem Wasser zur Verdünnung des Manuka Honigs ermöglicht eine sanfte Anwendung auf der sonnenverbrannten Haut. Das Wasser kann auch dazu beitragen, die Haut zu kühlen und Unreinheiten zu entfernen.

WICHTIGE HINWEISE

Manuka-Honig kann bei sonnenverbrannter Haut beruhigend und feuchtigkeitsspendend wirken. Wenn du jedoch Anzeichen einer **schweren Verbrennung wie Blasenbildung oder starke Schmerzen** zeigst, suche bitte **sofort ärztliche Hilfe** auf. Sonnenbrand sollte sehr ernst genommen werden.

Die Honig-Kompressen beruhigen und kühlen die Haut. Aber denke daran, **ausreichend Wasser** zu trinken, um deinen Körper von innen zu hydratisieren. Trage am besten immer geeignete Sonnenschutzmittel auf, um Sonnenbrand zu vermeiden!

Jeder Mensch hat seine eigene, individuelle Schönheit, die er jederzeit entfalten kann! „Schönheit ist wie Liebe. Sie existiert immer tief in uns. Auch wenn man sie lange nicht beachtet. Schönheit wartet stets in einem, um entfaltet zu werden!
- Volkan Müfettisoglu

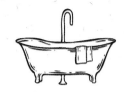

DO IT YOURSELF

BADEZUSÄTZE

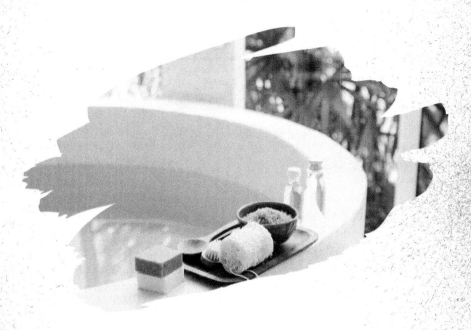

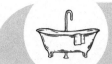

LAVENDEL- UND MANUKA-HONIG-BADESALZ

Entspannende und beruhigende Auszeit

ZUTATEN

- 1/2 Tasse grobes Meersalz
- 2 Esslöffel Manuka Honig
- 10-15 Tropfen ätherisches Lavendelöl
- Getrocknete Lavendelblüten (optional, für zusätzliche Entspannung)
- 1 Tasse Epsom-Salz (kann auch weggelassen werden)

ANLEITUNG

01 In einer Schüssel das Epsom-Salz (optional) und das grobe Meersalz gründlich vermengen.

02 Den Manuka Honig hinzufügen und gut in das Salz einarbeiten (z.B. mit einem Löffel)

03 Die ätherischen Lavendelöl-Tropfen hinzufügen und erneut vermengen. Du kannst die Menge des ätherischen Öls anpassen, je nachdem, wie stark du den Lavendelduft magst.

04 Wenn du möchtest, kannst du einige getrocknete Lavendelblüten in die Mischung geben, um die entspannende Atmosphäre zu verstärken.

05 Fülle das Badesalz in ein luftdichtes Glas oder einen Beutel, um es frisch zu halten.

06 Füge 1/2 bis 1 Tasse dieses Badesalzes dem heißen Badewasser hinzu und genieße dein beruhigendes und duftendes Bad.

WIRKUNG DER INHALTSSTOFFE

- **Epsom-Salz (optional):**
Epsom-Salz, auch bekannt als Magnesiumsulfat, kann Muskelentspannung und Stressabbau fördern. Es löst die Verspannungen und lindert Stresssymptome.

- **Grobes Meersalz:**
Es ist reich an Mineralien, die die Hautpflege unterstützen. Es kann helfen, die Haut zu exfolieren, sie weicher zu machen und sie mit wichtigen Mineralstoffen zu versorgen.

- **Manuka Honig:**
Wenn er dem Badewasser hinzugefügt wird, kann er die Haut beruhigen und Unreinheiten entgegenwirken.

- **Ätherisches Lavendelöl:**
Der Duft kann Stress und Anspannung abbauen und ein Gefühl der Ruhe vermitteln.

- **Getrocknete Lavendelblüten (optional):**
Diese dienen nicht nur der Dekoration, sondern verstärken auch den entspannenden Lavendelduft im Bad.

WICHTIGE HINWEISE

Bitte beachte, dass ätherische Öle potent sein können. Wenn du schwanger bist, bestimmte gesundheitliche Bedenken hast oder empfindlich auf ätherische Öle reagierst, konsultiere einen Fachmann, bevor du dieses Rezept verwendest.

Wir wünschen dir ein erholsames und entspannendes Bad! Nehm dir die Auszeit und lass deine Seele baumeln. Du hast es dir verdient.

MANUKA-KOKOS BADESALZ

Gönn dir eine sinnliche & gemütliche Pause - du hast es dir verdient.

ZUTATEN

- 1 Tasse grobes Meersalz oder Himalayasalz
- 1/2 Tasse Epsom-Salz (Magnesiumsulfat - kann aber auch weggelassen werden)
- 2 Esslöffel Manuka Honig
- 1 Teelöffel Kokosöl (geschmolzen)
- 10-15 Tropfen ätherisches Öl deiner Wahl (z. B. Lavendel, Kamille oder Minze)
- Getrocknete Blütenblätter oder Kräuter (optional, für zusätzliche Entspannung und Duft)

ANLEITUNG

01 Schritt 1: In einer großen Schüssel das grobe Salz und das Epsom-Salz gründlich vermengen.

02 Dann in einer separaten Schüssel den Manuka Honig, das geschmolzene Kokosöl und das ätherische Öl gut vermischen. Achte darauf, dass die Mischung gleichmäßig vermengt ist.

03 Die flüssigen Zutaten langsam zu den Salzen hinzufügen und dabei gut rühren. Mische alles gründlich durch.

04 Wenn du möchtest, kannst du getrocknete Blütenblätter oder Kräuter hinzufügen, um deinem Badesalz eine zusätzliche Note zu verleihen.

05 Fülle das fertige Badesalz in ein luftdicht verschließbares Glas oder eine Plastiktüte und bewahre es an einem kühlen, trockenen Ort auf.

06 Gib eine großzügige Menge des selbstgemachten Manuka Honig Badesalzes in dein warmes Badewasser.

WIRKUNG DER INHALTSSTOFFE

- **Grobes Meersalz oder Himalayasalz:**
Das Salz bildet die Grundlage dieses tollen Badesalzes und bringt erstaunliche Vorteile für deine Haut mit sich. Es trägt dazu bei, abgestorbene Hautzellen zu entfernen, die Haut zu exfolieren und sie weich und geschmeidig zu hinterlassen.

- **Epsom-Salz (optional):**
Es hilft dir, dich zu entspannen und wirkt beruhigend auf deinen Körper. Es löst Muskelverspannungen.

- **Manuka Honig:**
Der Manuka Honig in diesem Badesalz ist eine wahre Schönheitsgeheimwaffe. Er enthält Wirkstoffe, die deine Haut klären und sie vor Unreinheiten schützen.

- **Geschmolzenes Kokosöl:**
Das Öl dringt tief in die Haut ein, um sie intensiv zu pflegen und sie vor Feuchtigkeitsverlust zu bewahren.

- **Ätherisches Öl deiner Wahl:**
Hier kannst du deiner Kreativität freien Lauf lassen und ein ätherisches Öl deiner Wahl hinzufügen. Lavendelöl bringt Entspannung, Kamillenöl beruhigt und Minzöl belebt. Das Öl verleiht deinem Badesalz nicht nur einen angenehmen Duft, sondern hat auch therapeutische Eigenschaften.

- **Getrocknete Blütenblätter oder Kräuter (optional):**
Diese können deinem Badesalz eine zusätzliche Dimension verleihen. Sie verströmen nicht nur einen bezaubernden Duft, sondern bieten auch visuelle Schönheit und zusätzliche Entspannung.

WIRKUNG DES BADESALZES

Genieße ein entspannendes Bad, das deine Haut mit Feuchtigkeit versorgt und gleichzeitig deine Sinne beruhigt. Nach dem Baden die Haut sanft abtupfen und den wohltuenden Effekt spüren.

Gerade in den kalten Monaten ein wahres Wohlfühlerlebnis.

SPRUDELNDE MANUKA BADEBOMBEN

Ein Feuerwerk der Gefühle - sinnlich und feuchtigkeitsspendend

ZUTATEN

- 1 Tasse Backpulver (Natriumbicarbonat)
- 1/2 Tasse Zitronensäure
- 1/2 Tasse Speisestärke
- 1/2 Tasse fein gemahlener Hafer
- 2 Esslöffel Manuka Honig
- 2 Esslöffel Kokosöl (geschmolzen)
- 10-15 Tropfen ätherisches Öl deiner Wahl (z. B. Lavendel, Rosmarin oder Kamille)
- Eine Badebombenform oder Silikonform

ANLEITUNG

01 In einer großen Schüssel das Backpulver, die Zitronensäure, die Speisestärke und den gemahlenen Hafer gründlich vermengen.

02 In einer separaten Schüssel den Manuka Honig, das geschmolzene Kokosöl und das ätherische Öl gut vermischen. Stelle sicher, dass die Mischung homogen ist.

03 Die flüssigen Zutaten langsam zu den trockenen Zutaten hinzufügen. Ständig rühren, um Klumpen zu vermeiden. Die Mischung wird zuerst krümelig sein, aber sobald sie gut vermischt ist, sollte sie wie feuchter Sand zusammenkleben.

04 Die Badebombenform deiner Wahl leicht einfetten. Dann die Mischung gleichmäßig in die Form drücken. Drücke sie fest zusammen, um sicherzustellen, dass die Badebomben zusammenhalten.

05 Die Form vorsichtig umdrehen und die Badebomben auf ein Papiertuch oder Backpapier legen. Lasse sie mindestens 24 Stunden trocknen.

06 Nachdem die Badebomben getrocknet sind, kannst du sie in einem luftdichten Behälter aufbewahren.

WIRKUNG DER INHALTSSTOFFE

- **Backpulver (Natriumbicarbonat):**
Backpulver ist ein wahrer Alleskönner. In diesem Rezept sorgt es nicht nur für ein sprudelndes Erlebnis in der Wanne, sondern auch für die Reinigung und das Peeling deiner Haut.

- **Zitronensäure:**
Hier passiert die Magie - Zitronensäure reagiert mit dem Backpulver, sobald die Badebombe ins Wasser fällt, und erzeugt dieses beruhigende Prickeln. Zitronensäure hat reinigende Eigenschaften und klärt die Haut

.
- **Speisestärke:**
Die Speisestärke verleiht den Badebomben eine seidige Textur und hilft, die Haut zu beruhigen.

- **Fein gemahlener Hafer:**
Der fein gemahlene Hafer in diesen Badebomben hilft, die Haut zu pflegen und Feuchtigkeit zu spenden.

- **Manuka Honig:**
Manuka Honig ist der Star dieser Badebomben. Er reinigt die Haut, beruhigt sie und schützt sie vor Unreinheiten.

- **Geschmolzenes Kokosöl:**
Kokosöl ist ein wunderbarer Feuchtigkeitsspender. Es dringt tief in die Haut ein, um sie intensiv zu pflegen und vor dem Austrocknen zu schützen.

- **Ätherisches Öl deiner Wahl:**
Hier kannst du deinen Lieblingsduft wählen, sei es entspannendes Lavendelöl, belebendes Rosmarinöl oder beruhigendes Kamillenöl. Ätherische Öle verleihen deinem Bad einen herrlichen Duft.

WIRKUNG DER BADEBOMBEN

Gib eine oder mehrere Badebomben in dein heißes Badewasser. Sie werden sprudeln und sich auflösen Der Manuka Honig setzt seine pflegenden Eigenschaften frei. Lehne dich zurück, entspanne dich und genieße ein wohltuendes Bad, das deine Haut mit Feuchtigkeit versorgt und verwöhnt.

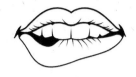

DO IT YOURSELF

LIPPENPFLEGE

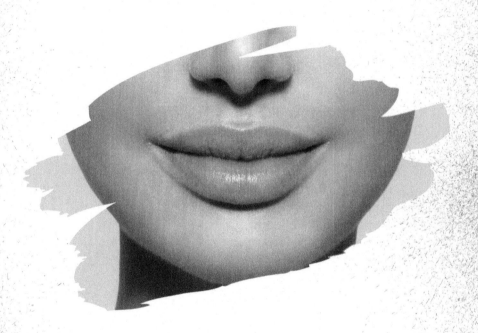

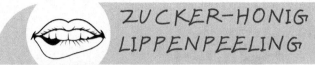

ZUCKER-HONIG LIPPENPEELING

Geschmeidigkeit, die man sehen und spüren kann

ZUTATEN

- 1 Teelöffel brauner Zucker
- 1 Teelöffel Manuka Honig
- Ein paar Tropfen Olivenöl

ANLEITUNG

01 Mische den braunen Zucker, den Manuka Honig und das Olivenöl zu einer Paste.

02 Massiere diese Paste sanft auf deine Lippen, um abgestorbene Hautzellen zu entfernen. Lasse das Peeling ein paar Minuten einziehen

03 Spüle deine Lippen anschließend mit warmem Wasser ab.

WIRKUNG DER INHALTSSTOFFE

- **Manuka Honig:**

Spendet Feuchtigkeit für deine Lippen. Er hilft die Feuchtigkeit zu bewahren und verhindert so das Austrocknen. Manuka hat die Fähigkeit kleine Wunden oder Risse auf den Lippen zu heilen. Schutz: Der Honig bildet eine natürliche Barriere auf den Lippen und schützt sie vor schädlichen Umwelteinflüssen wie Wind und Sonne.

- **Brauner Zucker:**

Exfoliation: Der Zucker dient als natürlicher Peeling-Wirkstoff, der abgestorbene Hautzellen von den Lippen entfernt. Dies fördert die Regeneration der Haut und hinterlässt weiche, glatte Lippen.

- **Kokosöl:**

Weichmachend: Kokosöl enthält gesunde Fettsäuren, die die Lippen weich machen und sie geschmeidig halten.
Feuchtigkeitsspendend: Es trägt zur zusätzlichen Feuchtigkeitsversorgung der Lippen bei.

WIRKUNG DES LIPPENPEELINGS

Eine intensive Pflege für deine Lippen! Der Manuka Honig wirkt als Hauptwirkstoff, der Feuchtigkeit spendet, die Heilung fördert und Schutz bietet. Der Zucker wirkt als sanftes Peeling, um abgestorbene Hautzellen zu entfernen, während das Kokosöl die Lippen weich und geschmeidig macht. Das Ergebnis ist ein erfrischtes und gepflegtes Lippengefühl. Lets kiss!

"Die Schönheit der Dinge, lebt in der Seele derjenigen, die sie betrachten."
- David Hume

MANUKA HONIG–WACHS LIPPENBALSAM

Geballte Bienenpower auf deinen Lippen für beste Ergebnisse

ZUTATEN

- 2 Teelöffel Bienenwachs
- 2 Teelöffel Kokosöl
- 1 Teelöffel Manuka Honig
- Ein paar Tropfen ätherisches Mandelöl

ANLEITUNG

01 Schmelze das Bienenwachs und das Kokosöl in einem Wasserbad. Bitte lasse beide Zutaten beim Erhitzen im Glas/Behälter - nicht direkt ins Wasser schütten!

02 Rühre den Manuka Honig und das ätherische Mandelöl unter.

03 Gieße die Mischung in leere Lippenbalsambehälter oder kleine Döschen.

04 Lasse den Balsam abkühlen und fest werden. Verwende ihn wie eine normale Lippencreme, so wie du es gewohnt bist.

WIRKUNG DER INHALTSSTOFFE

- **Manuka Honig:**
Er hilft, Feuchtigkeit in den Lippen zu bewahren. Er sagt trockenen und spröden Lippen den Kampf an. Kleine Wunden oder Risse auf den Lippen werden schonend geheilt. Schutz: Der Honig bildet weiterhin eine natürliche Barriere auf den Lippen.

- **Bienenwachs:**
Schutz: Bienenwachs bildet eine schützende Schicht auf den Lippen, die sie vor Feuchtigkeitsverlust und äußeren Einflüssen wie Kälte und Trockenheit bewahrt. Und es verleiht dem Lippenbalsam eine angenehme Konsistenz und sorgt dafür, dass er sich leicht auftragen lässt.

- **Kokosöl:**
Weichmachend: Kokosöl enthält gesunde Fettsäuren, die die Lippen weich machen und sie geschmeidig halten.
+ Antioxidantien: Schutz vor Schäden durch freie Radikale.

- **Ätherisches Mandelöl:**
Zusätzliche Feuchtigkeit: Mandelöl ist reich an Vitamin E und spendet zusätzliche Feuchtigkeit, um die Lippen vor dem Austrocknen zu schützen. Es schwächt Irritationen auf den Lippen ab und wirkt beruhigend.

WIRKUNG DES LIPPENBALSAMS

Perfekt für die kalte Jahreszeit! Die Inhaltsstoffe in Kombination bilden eine intensive Pflege für deine Lippen. Der Manuka Honig wirkt als Hauptwirkstoff, der Feuchtigkeit spendet, die Heilung fördert und Schutz bietet, während die anderen Bestandteile die Aufgabe haben, die Lippen weich und geschmeidig zu halten.

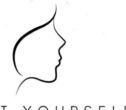

DO IT YOURSELF

GESICHTSPFLEGE

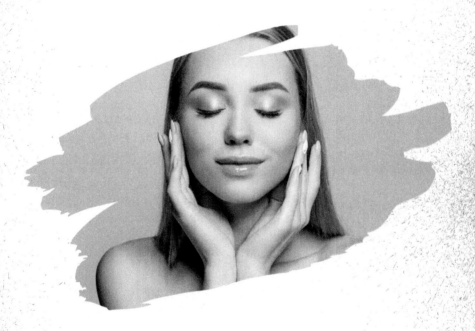

MANUKA-KAFFEESATZ GESICHTSPEELING

Einfaches und effektives Peeling, das ~~unter~~ auf die Haut geht

ZUTATEN

- 1 Esslöffel Manuka Honig
- 1 Esslöffel Kaffeesatz (abgekühlt und fein gemahlen)
- 1 Teelöffel Joghurt (naturbelassen)

ANLEITUNG

01 Mische den Manuka Honig, den Kaffeesatz und den Joghurt in einer Schüssel zu einer dicken Paste.

02 Trage das Peeling sanft auf die feuchte Haut auf und massiere es mit kreisenden Bewegungen ein.

03 Lasse es für 10-15 Minuten auf deiner Haut einwirken.

04 Spüle das Peeling gründlich mit warmem Wasser ab und genieße das erfrischte und sanfte Gefühl.

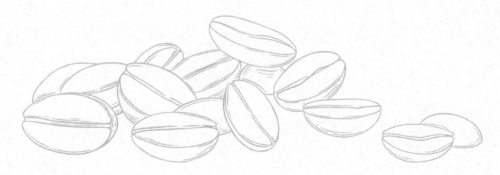

WIRKUNG DER INHALTSSTOFFE

- **Kaffeesatz:**

Kaffeesatz ist ein natürlicher Peelingagent, der abgestorbene Hautzellen sanft entfernt. Die Körnchen massieren deine Haut, regen die Durchblutung an und hinterlassen ein erfrischendes Gefühl. Darüber hinaus enthält

- **Joghurt:**

Enthält Milchsäure, die sanft abgestorbene Haut entfernt und diese aufhellt. Er ist auch reich an Probiotika. Diese beruhigen deine Haut und bekämpfen Unreinheiten.

- **Manuka Honig:**

Der Honig füllt deine Haut mit Feuchtigkeit auf und versteckt kleinen Fältchen.

WIRKUNG DES GESICHTSPEELINGS

Diese Maske ist ein fantastisches Peeling und gleichzeitig beruhigend für die Haut. Du wirst es direkt im Anschluss spüren!

Der Kaffeesatz entfernt sanft abgestorbene Hautzellen und fördert die Durchblutung, was zu einem strahlenden Teint führt. Der Manuka Honig versorgt deine Haut mit Feuchtigkeit und beruhigt sie, während der Joghurt sie aufhellt und Unreinheiten bekämpft. Das Ergebnis ist eine frische, belebte und klarere Haut, die sich nach der Anwendung erfrischt und revitalisiert anfühlt.

„Wahre Schönheit bringt zum Ausdruck, was für ein Mensch man ist und woran man glaubt"
– Ellen Degeneres

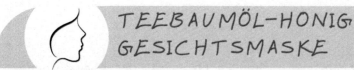

TEEBAUMÖL–HONIG GESICHTSMASKE

Die geballten Kräfte von Teebaumöl und Honig - in deinem Gesicht

ZUTATEN

- Esslöffel Manuka Honig
- 2 Tropfen Teebaumöl
- 1 Teelöffel Naturjoghurt (ungesüßt)

ANLEITUNG

01 Mische den Manuka Honig, die zwei Tropfen Teebaumöl und den ungesüßten Naturjoghurt in einer kleinen Schüssel.

02 Trage die homogene Masse gleichmäßig auf dein gereinigtes Gesicht auf.

03 Lasse die Maske etwa 15-20 Minuten einwirken.

04 Spüle sie dann mit warmem Wasser ab und tupfe deine Haut sanft trocken.

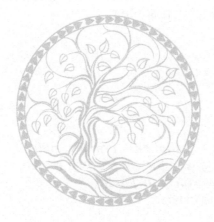

WIRKUNG DER INHALTSSTOFFE

- **Teebaumöl:**
Teebaumöl hat die Fähigkeit, Akne und Hautunreinheiten zu bekämpfen.

- **Naturjoghurt:**
Naturjoghurt beruhigt deine Haut und versorgt sie mit Feuchtigkeit. Es lindert zudem Hautirritationen.

- **Manuka Honig:**
Gibt deiner Haut die Feuchtigkeit, die sie braucht

WIRKUNG DER GESICHTSMASKE

Diese Maske reinigt die Haut tiefgehend, bekämpft Hautunreinheiten, reduziert Entzündungen, spendet Feuchtigkeit und beruhigt die Haut. Das Ergebnis: Ein strahlendes und gesundes Hautbild.

Gönn es dir und lass es dir gut gehen! Ein gesunder Geist lebt in einem gesunden Körper.

„Charme ist der unsichtbare Teil der Schönheit, ohne den niemand wirklich schön sein kann"
– Sophia Loren

HONIG UND AVOCADO GESICHTSMASKE

Süße Versuchung - nur die besten Zutaten für dein Wohlfühlgefühl

ZUTATEN

- 1/4 reife Avocado
- 1 Esslöffel Manuka Honig
- 1 Teelöffel Kokosöl

ANLEITUNG

01 Zerdrücke die reife Avocado in einer Schüssel, bis eine cremige Paste entsteht.

02 Füge den Manuka Honig und das Kokosöl hinzu und vermische alles gut. Erwärme das Öl um es besser verarbeiten zu können.

03 Trage die Mischung auf dein gereinigtes Gesicht auf und lasse sie etwa 15-20 Minuten einwirken.

04 Spüle die Maske anschließend mit warmem Wasser ab und tupfe dein Gesicht vorsichtig trocken.

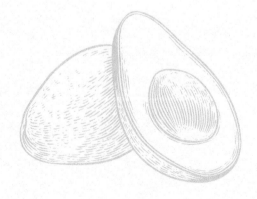

WIRKUNG DER INHALTSSTOFFE

- **Avocado:**

Nährstoffreiche Pflege: Avocado ist reich an gesunden Fetten, Vitaminen und Mineralstoffen. Sie bietet intensive Pflege für die Haut und hilft, sie weich und geschmeidig zu halten.

- **Kokosöl:**

Tiefgehende Feuchtigkeit: Kokosöl ist ein hervorragender Feuchtigkeitsspender. Es zieht leicht in die Haut ein und hilft, die Haut von innen heraus mit Feuchtigkeit zu versorgen, was zu einer geschmeidigen und weichen Haut führt. Es eignet sich besonders gut für empfindliche Hauttypen. Das Öl bildet eine schützende Barriere auf der Haut, schließt Feuchtigkeit ein und wirkt gleichzeitig äußeren Einflüssen wie Trockenheit oder Wind entgegen.

- **Manuka Honig:**

Die Superkräfte von Manuka Honig geben deiner Haut die notwendige Feuchtigkeit die sie braucht. Beruhigt und pflegt.

WIRKUNG DER GESICHTSMASKE

Diese Maske versorgt deine Haut mit Feuchtigkeit, dank der Avocado und des Kokosöls. Der Manuka Honig trägt dazu bei, die Haut zu beruhigen und zu pflegen.

Viel Spaß beim Ausprobieren. Du wirst diese Maske lieben!

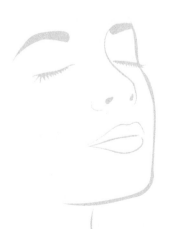

"Schönheit beginnt in dem Moment, in dem du beschließt, du selbst zu sein."
- Coco Chanel

HONIG UND GRÜNER TEE GESICHTSPEELING

Antioxidative Kampfansage - für einen strahlenden Teint (anti-aging)

ZUTATEN

- 1 Esslöffel Manuka Honig
- 1 Teelöffel grüner Tee (aufgebrüht und abgekühlt)
- 1 Teelöffel feiner Zucker
- 1 Teelöffel Olivenöl

ANLEITUNG

01 Mische den Manuka Honig, den abgekühlten grünen Tee, den Zucker und das Olivenöl in einer Schüssel.

02 Trage das Peeling auf dein Gesicht auf und massiere sanft deine Haut in kreisenden Bewegungen.

03 Danach lässt du Peeling etwa 10-15 Minuten einwirken.

04 Spüle es dann mit lauwarmem Wasser ab und tupfe dein Gesicht vorsichtig trocken.

WIRKUNG DER INHALTSSTOFFE

- **Grüner Tee:**
Antioxidative Wirkung: Grüner Tee ist reich an Antioxidantien, insbesondere Catechinen. Die Haut wird vor vorzeitiger Alterung geschützt.

- **Zucker:**
Mechanisches Peeling: Der Zucker dient als sanftes mechanisches Peeling, um abgestorbene Hautzellen und Unreinheiten von der Hautoberfläche zu entfernen. Dadurch wird die Haut glatter und strahlender.

- **Olivenöl:**
Feuchtigkeitsspendend und pflegend: Olivenöl ist ein hervorragender Feuchtigkeitsspender und enthält viele gesunde Fettsäuren, die die Haut weich und geschmeidig halten.

- **Manuka Honig:**
Manuka wirkt auf deiner Haut antioxidativ und vernichtet schädliche Bakterien auf deiner Haut.

WIRKUNG DER GESICHTSMASKE

Dieses Peeling hilft dir dabei, überschüssiges Öl und Unreinheiten zu entfernen, während der grüne Tee und der Honig als Antioxidans wirken und die Haut klären. Manuka Honig beruhigt und pflegt die Haut.

HINWEIS

Bitte beachte, dass du vor der Anwendung dieser Masken und Peelings sicherstellen solltest, dass keine allergischen Reaktionen auf die Inhaltsstoffe auftreten. Mache voher einen sogenannten Patch-Test und trage dein zu verwendendes Pflegeprodukt in kleiner Menge und punktuell z.B. auf dein Handgelenk auf.

QUARK UND PFEFFER GESICHTSMASKE

Probier doch Mal was Neues: spüre die Kraft von Pfeffer und Honig

ZUTATEN

- 2 Esslöffel Quark (ungesüßt)
- 1 Teelöffel gemahlener schwarzer Pfeffer
- 1 Teelöffel Manuka Honig

ANLEITUNG

01 Mische den Quark, den gemahlenen schwarzen Pfeffer und den Manuka Honig in einer kleinen Schüssel, bis sie gut miteinander vermischt sind.

02 Trage die cremige Masse gleichmäßig auf dein gereinigtes Gesicht auf, wobei du die Augenpartie aussparst.

03 Lasse die Maske etwa 10 Minuten lang einwirken.

04 Mit lauwarmem Wasser abspülen und die Haut sanft trocken tupfen.

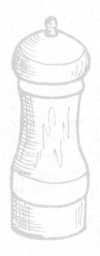

WIRKUNG DER INHALTSSTOFFE

- **Quark:**

Quark enthält Milchsäure, die die Haut mit Feuchtigkeit versorgt und ihre Feuchtigkeitsbarriere stärkt. Deine Haut wird geschmeidiger. Quark kann dabei helfen, Rötungen und Irritationen zu reduzieren. Er beruhigt die Haut und ist besonders nützlich bei empfindlicher Haut.

- **Schwarzer Pfeffer:**

Exfoliation: Der gemahlene schwarze Pfeffer wirkt als sanftes Peeling - ein strahlendes Hautbild ist das Ergebnis. Zudem fördert Pfeffer die Durchblutung der Haut und lässte deine Haut sichtbar strahlen. Durch eine verbesserte Durchblutung werden Nährstoffe effizienter zur Haut transportiert.

- **Manuka Honig:**

Feuchtigkeitsspender. Vermindert kleine Fältchen auf der Haut und lässt sie jünger aussehen

WIRKUNG DES GESICHTSPEELINGS

Sichtbare Ergebnisse! Diese Gesichtsmaske kombiniert die pflegenden Eigenschaften von Quark, die exfolierenden Vorteile von schwarzem Pfeffer und die antibakterielle Wirkung von Manuka Honig. Der Quark beruhigt die Haut, während der Pfeffer als sanftes Peeling wirkt und abgestorbene Hautzellen entfernt. Der Manuka Honig trägt zur Verbesserung der Hautgesundheit bei.

HINWEIS

Bitte bedenke, dass diese Maske für empfindliche Hauttypen **nicht geeignet** sein könnte, insbesondere, wenn du empfindlich auf scharfe Gewürze reagierst. Teste die Maske zunächst an einer kleinen Stelle deiner Haut, um sicherzustellen, dass keine unerwünschten Reaktionen auftreten (Patch-Test).

GRÜNE DETOX-MANUKA GESICHTSMASKE

Verwöhnende Behandlung, und deine Haut wird strahlen

ZUTATEN

- 1 Esslöffel Manuka Honig
- 1 Teelöffel grüne Tonerde
- 1 Teelöffel frisch gepresster Saft einer Gurke

ANLEITUNG

01 Mische Manuka Honig, grüne Tonerde und Gurkensaft zu einer Paste.

02 Trage die Maske auf dein gereinigtes Gesicht auf und lasse sie 15-20 Minuten einwirken.

03 Spüle die Maske mit lauwarmem Wasser ab und tupfe dein Gesicht sanft trocken.

TIPP: GURKE ENTSAFTEN

Entsaften mit einem Entsafter: Wenn du einen Entsafter hast, gebe die Gurkenstücke in den Entsafter und lasse ihn die Arbeit erledigen.

Entsaften mit einem Mixer: Gurkenstücke in einen Mixer geben. Füge eventuell etwas Wasser hinzu, um den Mixvorgang zu erleichtern.
1. Mixe die Gurken, bis sie zu einer gleichmäßigen Flüssigkeit werden.
2. Verwende anschließend ein feines Sieb oder ein Tuch, um den Saft von den Feststoffen zu trennen.

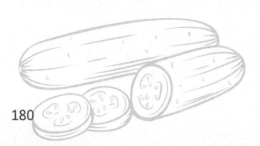

WIRKUNG DER INHALTSSTOFFE

- **Manuka Honig:**

Der Hauptakteur dieser Maske ist Manuka Honig. Er reinigt die Haut auf sanfte Weise, bekämpft Unreinheiten und hinterlässt sie strahlend und gesund. Darüber hinaus spendet Manuka Honig fördert die Zellerneuerung, was zu einem frischeren Teint führt.

- **Grüne Tonerde:**

Dieser Inhaltsstoff ist ein echter Allrounder für die Haut. Grüne Tonerde hat die Fähigkeit, überschüssiges Öl und Unreinheiten wie ein Magnet aus den Poren zu ziehen. Sie entgiftet die Haut, entfernt Toxine und Schadstoffe und hinterlässt sie klar und straff. Das Erscheinungsbild deiner Haut wird sichtbar besser und glatter.

- **Frisch gepresster Saft einer Gurke:**

Gurkensaft ist der erfrischende Teil dieser Maske. Er hat eine kühlende und beruhigende Wirkung auf die Haut, was besonders bei gereizter oder empfindlicher Haut von Vorteil ist. Gurkensaft hilft auch, dunkle Flecken zu reduzieren und einen gleichmäßigen Teint zu fördern.

WIRKUNG DER GESICHTSMASKE

Diese Gesichtsmaske vereint die Kräfte von Manuka Honig, grüner Tonerde und Gurkensaft, um deine Haut zu klären, zu reinigen, zu beruhigen und ihr Feuchtigkeit zu spenden. Das Ergebnis? Ein strahlender Teint und ein erfrischtes Gefühl, das dich strahlen lässt. Gönn dir diese verwöhnende Behandlung, und deine Haut wird es dir danken.

Viel Spaß und eine erholsame Zeit!

"Ein Lächeln ist das schönste Make-up, das ein Mädchen tragen kann."
Marilyn Monroe

HONIG–ZIMT GESICHTSPEELING

Wirksames Honig-Zimt Peeling - eine Wohltat für deine Haut

ZUTATEN

- 2 EL Manuka Honig
- 1 TL Zimtpulver

ANLEITUNG

01 Vermische den Manuka Honig mit dem Zimtpulver zu einer Paste.

02 Trage die Mischung auf dein gereinigtes Gesicht auf. Massiere sie sanft und in Kreisbewegungen in die Haut ein.

03 Die Einwirkzeit der Maske beträgt 15-20 Minuten. Danach kannst du die Maske mit warmem Wasser abspülen.

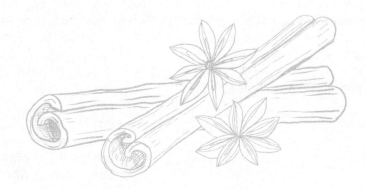

WIRKUNG DER INHALTSSTOFFE

- **Manuka Honig:**

Ab sofort dein bester Hautfreund. Superkräfte für deine Haut - ein echter Feuchtigkeitsspender! Deine Haut wird sich spürbar besser anfühlen.

- **Zimtpulver:**

Zimt ist ein Gewürz, das nicht nur köstlich duftet, sondern auch erstaunliche Vorteile für die Haut bietet. Zimt ist wie der Frischekick für deine Haut. Er ist voller Antioxidantien, die freie Radikale bekämpfen und deine Haut strahlen lassen. Außerdem sorgt er für eine bessere Durchblutung, und das bedeutet, dass du nach der Anwendung dieses Peelings mit einem strahlenden Teint belohnt wirst.

WIRKUNG DES GESICHTSPEELINGS

Zusammen ergibt die Kombination von Manuka Honig und Zimt ein Peeling, dass die Haut von Unreinheiten befreit, sie beruhigt, hydratisiert und ihr ein gesundes Strahlen verleiht. Dieses Peeling eignet sich besonders gut für Menschen mit empfindlicher, akneanfälliger Haut, die von den beruhigenden und reinigenden Eigenschaften von Manuka Honig und Zimt profitieren können.

Dieses Peeling ist nicht nur Hautpflege, sondern ein kleines Verwöhnritual. Gönn dir selbst diese Beauty-Auszeit und fühle, wie deine Haut auflebt!

„Menschen sind am schönsten,
wenn sie lachen, weinen, tanzen,
spielen und die Wahrheit sagen"
– Amy Poehler

HONIG-NUSSMUS GESICHTSMASKE

Herrlicher Nussduft, der deine Sinne verwöhnt

ZUTATEN

- 1 Esslöffel selbstgemachtes Nussmus (abgekühlt)
  - 1 Tasse deiner Lieblingsnüsse (Mandeln, Haselnüsse, Walnüsse - du hast die Wahl!)
  - 1 Esslöffel Kokosöll
- Ein paaar tropfen Olivenöl
- 1 Teelöffel Manuka Honig
- Ein paar Tropfen Olivenöl (extra natives)
- Einige gemahlene Haferflocken (für sanftes Peeling, optional)

ANLEITUNG NUSSMUS

01 Beginne damit, die Nüsse in einer Pfanne ohne Öl bei mittlerer Hitze zu rösten. Rühre sie häufig um, bis sie leicht gebräunt und duftend sind. Dies dauert normalerweise etwa 5-10 Minuten.

02 Lasse die gerösteten Nüsse etwas abkühlen, bis sie nicht mehr heiß sind.

03 Gib die gerösteten Nüsse in einen leistungsstarken Mixer oder eine Küchenmaschine. Füge das Kokosöl hinzu.

04 Mixe alles zu einer glatten Masse. Dies kann einige Minuten dauern, abhängig von der Leistung deines Mixers. Schabe zwischendurch die Seiten der Schüssel ab, um sicherzustellen, dass alles gut vermischt und zerkleinert ist.

05 Sobald dein Nussmus eine cremige Konsistenz erreicht hat, fülle es in ein Glas oder einen Behälter.

ANLEITUNG MASKE

01 Nutze dein frisch zubereitetes Nussmus als Grundlage für deine Maske. Vergewissere dich, dass es auf Raumtemperatur abgekühlt ist.

02 In einer kleinen Schüssel kombiniere das Nussmus mit Honig und ein paar Tropfen Olivenöl. Du kannst auch gemahlene Haferflocken hinzufügen, wenn du lieber ein sanftes Peeling machen möchtest.

03 Reinige dein Gesicht gründlich und trage die Nussmus-Maske gleichmäßig auf. Vermeide den Bereich um die Augen.

04 Lehne dich zurück und entspanne dich für 15-20 Minuten. Genieße den köstlichen Nussduft und lass die Maske ihre Arbeit tun.

05 Nach der Einwirkzeit spülst du die Maske mit warmem Wasser ab. Du wirst feststellen, dass deine Haut sich frisch, glatt und genährt anfühlt.

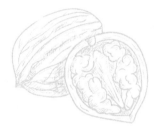

WIRKUNG DER INHALTSSTOFFE

- **Selbstgemachtes Nussmus:**

Das Nussmus in der Maske ist ein wahres Kraftpaket für deine Haut. Es enthält vor allem wertvolles Vitamin E und gesunde Fette, die die Haut nähren und hydratisieren.

- **Manuka Honig:**

Der Honig spendet dir die Feuchtigkeit, die du brauchst.

- **Kokosöl:**

Kokosöl ist das Trägeröl und sorgt dafür, dass die Maske leicht aufzutragen und zu verteilen ist.

- **Gemahlene Haferflocken (optional):**

Die gemahlenen Haferflocken in der Maske bieten ein sanftes Peeling. Sie entfernen abgestorbene Hautzellen

DO IT YOURSELF

HEILMITTEL

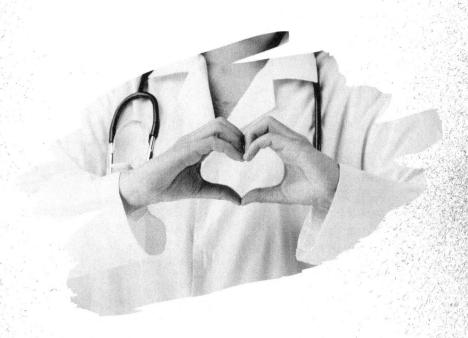

HONIG-CAYENNEPFEFFER GURGELLÖSUNG

Schmerzlindernde Lösung gegen Halsschmerzen

ZUTATEN

- 1 Tasse lauwarmes Wasser
- 1 Teelöffel Manuka Honig
- 1 Teelöffel frisch gepresster Zitronensaft
- Eine Prise Cayennepfeffer (optional, für zusätzliche Schärfe)

ANLEITUNG

01 Das Rezept geht los mit einer Tasse lauwarmem Wasser. Achte darauf, dass das Wasser nicht zu heiß ist, um den Hals nicht zu reizen.

02 Füge einen Teelöffel hochwertigen Manuka Honig hinzu.

03 Presse einen Teelöffel frischen Zitronensaft aus und gib ihn ebenfalls in die Tasse.

04 Wenn du möchtest, kannst du eine Prise Cayenne-pfeffer hinzufügen. Dieser Schritt ist jedoch optional und sollte nach persön-lichem Geschmack angepasst werden.

05 Rühre die Zutaten gut um, bis sich der Honig voll-ständig im Wasser aufgelöst hat.

06 Gurgele mit dieser Lösung für etwa 20-30 Sekunden. Schlucke die Lösung nicht herunter.

07 Spucke die Gurgellösung nach dem Gurgeln aus. Wiederhole diesen Vorgang bei Bedarf alle paar Stunden, um Hals-schmerzen zu lindern und die entzündete Schleim-haut zu beruhigen.

WIRKUNG DER INHALTSSTOFFE

- **Manuka Honig:**

Beim Gurgeln bildet der Honig einen schützenden Film über dem Hals, der Bakterien bekämpft und die Reizung der Schleimhäute lindert.

- **Zitronensaft:**

Der Saft ist eine reiche Quelle für Vitamin C. Dieses Vitamin ist bekannt für seine Fähigkeit, das Immunsystem zu unterstützen. Zitronensaft kann auch zur Linderung von Halsschmerzen beitragen und den Heilungsprozess fördern.

- **Cayennepfeffer (optional):**

Die Zugabe von Cayennepfeffer kann dieser Gurgellösung eine zusätzliche Schärfe verleihen. Cayennepfeffer enthält den Wirkstoff Capsaicin, dass die Durchblutung fördert. Entzündungen im Hals werden reduziert und Schmerzen gelindert. Beachte, dass Cayennepfeffer sehr scharf sein kann, also passe die Menge nach deinem persönlichen Geschmack an.

WIRKUNG DER GURGELLÖSUNG

Die Kombination dieser Inhaltsstoffe macht diese Gurgellösung zu einer wirksamen Möglichkeit, Halsschmerzen zu bekämpfen. Sie lindert die Beschwerden, fördert die Heilung und unterstützt das Immunsystem bei der Abwehr von Erregern.

Wichtiger Hinweis:

Beachte, dass dies keine dauerhafte Lösung für schwerwiegende Halserkrankungen ist. Wenn die Symptome anhalten oder sich verschlimmern, ist es ratsam, einen Arzt aufzusuchen.

KURKUMA-PFEFFER-HONIG GURGELLÖSUNG

Hilft dir bei Halsschmerzen - eine Wohltat für Hals und Rachen

ZUTATEN

- 1 Tasse warmes Wasser
- 1 Teelöffel Manuka Honig
- 1/2 Teelöffel gemahlener Kurkuma
- Ein kleiner Spritzer frischer Zitronensaft
- Eine Prise schwarzer Pfeffer

ANLEITUNG

01 Befülle ein Glas oder eine Tasse mit warmen Wasser

02 Füge einen Teelöffel Manuka Honig hinzu und rühre, bis er sich vollständig aufgelöst hat.

03 Mische dann den gemahlenen Kurkuma in die Lösung. Kurkuma verleiht der Lösung eine goldene Farbe.

04 Gib einen kleinen Spritzer frischen Zitronensaft hinzu. Dies verleiht der Lösung einen erfrischenden Geschmack.

05 Schließlich füge eine Prise schwarzen Pfeffer hinzu.

06 Nun geht es ans Gurgeln. Gurgele mit dieser Lösung für etwa 30 Sekunden bis zu einer Minute und spucke sie dann aus. Wiederhole dies bei Bedarf mehrmals täglich.

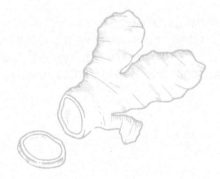

WIRKUNG DER INHALTSSTOFFE

- **Manuka Honig:**

Er hilft, schädliche Bakterien und Keime im Hals zu bekämpfen und entzündete Gewebe zu beruhigen.

- **Kurkuma:**

Kurkuma ist reich an Curcumin, einem starken entzündungshemmenden Antioxidans. Dein Hals entspannt sich und fühlt sich nicht mehr so rau an. Das beschleunigt den Heilungsprozess.

- **Frischer Zitronensaft:**

Zitronensaft ist eine hervorragende Quelle für Vitamin C, das bekanntermaßen dein Immunsystem und deine Abwehrkräfte stärkt. Der saure Geschmack von Zitronensaft kann den Hals beruhigen und ein erfrischendes Gefühl vermitteln.

- **Schwarzer Pfeffer:**

Schwarzer Pfeffer enthält Piperin. Die Kombination aus Kurkuma und schwarzem Pfeffer ist besonders vorteilhaft, da schwarzer Pfeffer die Bioverfügbarkeit von Kurkuma im Körper erhöht und so seine Wirkung verstärkt.

WIRKUNG DER GURGELLÖSUNG

Diese Gurgellösung ist eine großartige Option, wenn du nach einer Möglichkeit suchst, deinen Hals zu pflegen und zu beruhigen. Zusammen bilden diese Inhaltsstoffe eine kraftvolle Mischung, die deine Halsschmerzen lindert, entzündetes Gewebe beruhigt, das Immunsystem stärkt und insgesamt die Gesundheit des Halses zu fördert. So wirst du hoffentlich schnell wieder gesund und deine Halsschmerzen sind bald Vergangenheit.

Hinweis:
Beachte, dass Kurkuma stark färben kann, also sei vorsichtig, damit keine Flecken entstehen (z.B. auf der Hand oder im Gesicht).

HONIG- EUKALYPTUS- INHALATION

Powergemisch zum Inhalieren - Schleimlöser für Hals und Nase

ZUTATEN

- 1-2 Teelöffel Manuka Honig
- 3-4 Tropfen ätherisches Eukalyptusöl
- Eine große Schüssel heißes Wasser

ANLEITUNG

01 Koche Wasser und gieße es in eine große hitzebeständige Schüssel.

02 Füge 3-4 Tropfen ätherisches Eukalyptusöl zum Wasser hinzu.

03 Rühre den Manuka Honig in das Wasser, bis er sich vollständig aufgelöst hat.

04 Setze dich mit deinem Gesicht über die Schüssel, sodass du den aufsteigenden Dampf einatmen kannst.

05 Decke deinen Kopf und die Schüssel mit einem Handtuch ab, um den Dampf einzufangen und besser einzuatmen.

06 Atme tief und langsam den aufsteigenden Dampf ein. Versuche, den Dampf für etwa 10-15 Minuten einzuatmen.

07 Wenn du dich unwohl fühlst oder Schwindel verspürst, höre sofort auf und entferne dich von der Schüssel.

WIRKUNG DER INHALTSSTOFFE

- **Manuka Honig:**

In dieser Inhalationsmischung hilft der Manuka Honig, den Hals zu beruhigen und lindert Reizungen. Weiterhin hilft er, Infektionen vorzubeugen und/oder zu behandeln.

- **Eukalyptusöl:**

Ein natürlicher Schleimlöser. Beim Einatmen des Dampfes wird deine Nase frei und der Schleim kann sich besser lösen. Dies ist besonders hilfreich bei Atemwegsinfektionen und Erkältungen.

WIRKUNG DER INHALATION

Endlich wieder befreit atmen! Honig und sein starker Partner Eukalyptusöl in diesem Rezept schaffes eine wirksame Mischung, um Atemwegsbeschwerden zu lindern. Für eine schnellere Genesung führe die Anwendung 1-2 mal täglich durch.

Hinweis:

Diese natürliche Mischung sollte als ergänzende Maßnahme betrachtet werden. Die Inhalation ist kein Ersatz für professionelle medizinische Behandlung bei schweren Atemwegserkrankungen!

„Es gibt tausend Krankheiten, aber nur eine Gesundheit." -
Ludwig Börne

LAVENDEL-EUKALYPTUS-HONIG HUSTENBONBONS

Effektive und süße Behandlung bei Erkältungen

ZUTATEN

- 1/2 Tasse Manuka Honig (MGO 300+ oder höher)
- 1 Teelöffel getrocknete Lavendelblüten
- 1 Teelöffel getrocknete Eukalyptusblätter
- 1 Teelöffel frisch gepresster Zitronensaft
- Puderzucker/Honigpulver (zum Bestäuben)

ANLEITUNG

01 Bereite eine Silikonbonbonform oder ein Backblech mit Backpapier vor. Bestäube die Formen leicht mit Puderzucker, um ein Ankleben zu verhindern.

02 In einem kleinen Topf den Honig bei mittlerer Hitze erhitzen, bis er flüssig ist. Füge die getrockneten Lavendelblüten und Eukalyptusblätter hinzu. Lasse die Mischung sanft köcheln - rühre gelegentlich um. Lass alles etwa 10-15 Minuten ziehen, damit der Honig den Geschmack und die Wirkstoffe der Kräuter aufnehmen kann.

03 Füge den Zitronensaft zur Honig-Kräutermischung hinzu und rühre gut um. Lasse die Mischung noch weitere 2-3 Minuten köcheln, um die Aromen zu vereinen.

04 Gieße die Honigmischung vorsichtig in die vorbereiteten Silikonformen oder auf das Backblech. Lasse sie abkühlen, bis sie fest, aber immer noch formbar ist.

05 Wenn die Masse ausreichend abgekühlt ist, schneide sie in kleine Quadrate oder rechteckige Bonbons. Wenn du die Silikonformen verwendet hast, kannst du die Bonbons leicht aus der Form drücken

06 Bestäube die Hustenbonbons mit etwas Puderzucker oder Honigpulver, um ein Ankleben zu verhindern. Lasse sie vollständig abkühlen und aushärten.

WIRKUNG DER INHALTSSTOFFE

- **Manuka Honig:**

Manuka Honig ist die Hauptzutat und der Star dieser Hustenbonbons. Er hilft dabei Bakterien zu bekämpfen und sagt Entzündungen im Hals- und Rachenbereich den Kampf an. Dies macht Manuka Honig zu einer ausgezeichneten Wahl zur Linderung von Halsschmerzen und Hustenreiz.

- **Lavendelblüten:**

Die in Lavendel enthaltenen ätherischen Öle können Reizungen im Hals lindern und zur Entspannung beitragen, was besonders während einer Erkältung oder Grippe wohltuend ist.

- **Eukalyptusblätter:**

Eukalyptus ist ein beliebtes Mittel zur Linderung von Atemwegsbeschwerden. Die ätherischen Öle im Eukalyptus können Schleim lösen, die Atemwege öffnen und Hustenreiz reduzieren.

- **Zitronensaft:**

Zitronensaft ist reich an Vitamin C, das das Immunsystem stärkt und die Heilung unterstützt. Er verbessert aber auch den Geschmack der Bonbons und fügt einen erfrischenden Hauch von Zitrusfrische hinzu.

WIRKUNG DER HUSTENBONBONS

Diese leckeren Hustenbonbons sind ein effektives und wohltuendes Mittel gegen Halsschmerzen, Husten und Erkältungsbeschwerden. Sie sind aber auch eine süße Leckerei, die die Kraft von heilenden Kräutern enthält. Genieße sie und werde gesund!

Hinweis zur Lagerung:
Bewahre die Manuka-Honig-Hustenbonbons in einem luftdichten Behälter auf, um ihre Frische zu erhalten.

HONIG-INGWER HALSBONBONS

Spüre die Kraft der Natur - vereint in honigsüßen Halsbonbons

ZUTATEN

- 1 Tasse Zucker
- 1/4 Tasse Wasser
- 1 Esslöffel frisch geriebener Ingwer
- 1 Esslöffel Manuka Honig
- 1 Teelöffel frisch gepresster Zitronensaft
- Eine Prise Salz
- 1/2 Teelöffel gemahlener Cayennepfeffer (optional, für eine leichte Schärfe)
- 1 Teelöffel Apfelessig
- 1 Teelöffel Kokosöl (zum Einfetten)
- Puderzucker oder Honigpulver (zum Bestäuben)

ANLEITUNG

01 Fette kleine Silikonbonbonformen mit Kokosöl ein. Du kannst sie so später leichter rausnehmen.

02 In einem Topf den Zucker und das Wasser bei mittlerer Hitze zum Kochen bringen. Rühre dabei kontinuierlich, bis sich der Zucker vollständig aufgelöst hat.

03 Jetzt Ingwer, Manuka Honig, Zitronensaft, eine Prise Salz und optional den gemahlenen Cayennepfeffer in den Topf zugeben. Reduziere die Hitze und lass die Mischung für etwa 10 Minuten leicht köcheln, bis sie sich leicht verdickt.

04 Schalte die Hitze aus und rühre den Apfelessig ein. Mische alles gut.

05 Gieße die heiße Mischung vorsichtig in die vorbereiteten Silikonbonbonformen. Lasse sie ein paar Minuten abkühlen.

06 Stelle die Formen in den Kühlschrank und lasse die Bonbons mindestens 2 Stunden aushärten.

06 Sobald die Bonbons fest sind, kannst du sie aus den Formen nehmen und in Puderzucker oder Honigpulver wälzen, um das Anhaften zu verhindern.

WIRKUNG DER INHALTSSTOFFE

- **Manuka Honig:**
Er wirkt beruhigend auf den Hals, lindert Reizungen und trägt zur Bekämpfung von Infektionen bei.

- **Ingwer:**
Frisch geriebener Ingwer hat wie Manuka Honig entzündungshemmende Eigenschaften. Er kann Schleim lösen und die Atemwege öffnen, was bei verstopfter Nase und Husten hilfreich ist.

- **Zitronensaft:**
Zitronensaft enthält Vitamin C, das das Immunsystem stärkt. Dies hilft dem Körper, Infektionen zu bekämpfen, und kann die Genesung bei Erkältungen beschleunigen. Zitronensaft verleiht den Bonbons außerdem einen erfrischenden Zitrus-Geschmack.

- **Cayennepfeffer (optional):**
Cayennepfeffer kann eine leichte Schärfe hinzufügen, die die Durchblutung fördern und die Atemwege öffnen kann. Deine Nase wird frei von Schleim und die Erkältungssymptome werden abgelindert.

- **Apfelessig:**
Apfelessig gleicht den pH-Wert im Rachenraum aus und lindert Reizungen. Er hilft gut bei Halsschmerzen und Husten.

WIRKUNG DER HUSTENBONBONS

Diese Hustenbonbons sind sehr sehr lecker und helfen dir gesund zu werden! Sie sind wirksam bei der Linderung von Halsschmerzen und Husten. Der Manuka Honig und der Ingwer bieten entzündungshemmende und beruhigende Eigenschaften, während der Zitronensaft für einen erfrischenden Geschmack sorgt. Die Zugabe von Cayennepfeffer kann bei verstopfter Nase für eine leichte Schärfe sorgen. Genieße diese natürlichen Bonbons und spüre, wie sie dir Linderung verschaffen. Gute Besserung!

Hinweis zur Lagerung: Bewahre die Manuka-Honig-Hustenbonbons in einem luftdichten Behälter auf, um ihre Frische zu erhalten.

Fazit

Während unserer spannenden Erkundungstour durch die vielseitige Welt des Manuka Honigs haben wir eine Fülle von Erkenntnissen und wertvollen Ratschlägen gesammelt, die nicht nur unser Verständnis erweitert haben, sondern auch unsere Perspektive auf Schönheit, Gesundheit und Wohlbefinden grundlegend verändert haben. Was sind die wichtigsten Einsichten und Empfehlungen, die diese Reise für uns bereithielt.

Wir haben festgestellt, dass Manuka Honig weit mehr als nur ein köstlicher Süßstoff oder ein Brotaufstrich ist. Er ist ein wahres Multitalent, das in zahlreichen Bereichen einen erheblichen Einfluss haben kann. Seine Superkräfte erstrecken sich von der Hautpflege bis hin zur Förderung unserer inneren Gesundheit und unserem Wohlbefinden. Er ist ein wahrer Schatz, den wir in vielfältiger Weise nutzen können.

Die wissenschaftliche Grundlage von Manuka Honig ist beeindruckend. Dank zahlreicher klinischer Studien und Forschungsergebnisse verstehen wir nun besser, wie dieser Honig funktioniert und warum er in der Schönheits- und Gesundheitsindustrie so begehrt ist.

Die Qualität von Manuka Honig ist von entscheidender Bedeutung, und wir haben gelernt, wie wir hochwertigen Manuka Honig erkennen können. Die Bewertungen UMF und MGO sind unsere verlässlichen Wegweiser bei der Auswahl. Außerdem wissen wir nun, wie wichtig die richtige Lagerung ist, um seine Wirksamkeit zu bewahren.

In den Kapiteln, die sich mit der Anwendung von Manuka Honig in der Schönheitspflege befassen, haben wir eine Welt von diversen Möglichkeiten entdeckt. Von Gesichtsmasken über Haarmasken bis hin zu Körperpeelings – Manuka Honig kann unsere Haut und Haare auf natürliche Weise verwöhnen und verschönern. Wir haben gelernt, wie einfach es ist, diese Schönheitsrituale in unseren Alltag zu integrieren und die besten Ergebnisse zu erzielen.

Manuka Honig ist jedoch nicht nur für äußere Anwendungen geeignet. Seine erstaunlichen gesundheitlichen Vorteile für den inneren Gebrauch sind nicht zu übersehen.

Als Superfood kann er nicht nur unsere Speisen verfeinern, sondern auch unsere Gesundheit stärken. Wir sollten jedoch stets darauf achten, die richtige Dosierung einzuhalten, um seine volle Wirkung zu entfalten.

Die nachhaltige Produktion von Manuka Honig und der Schutz von Bienen und Pflanzen sind Aspekte, die uns alle angehen. Durch den bewussten Kauf von zertifiziertem Honig und die Unterstützung von Imkern, die nachhaltige Praktiken anwenden, können wir einen Beitrag zum Erhalt dieses kostbaren Naturprodukts leisten. Auch die Wahl von neuseeländischen Bio-Zertifizierungsstellen wie BioGro stellt eine hohe Qualität sicher.

Und schließlich blicken wir in die vielversprechende Zukunft von Manuka Honig. Neue Produkte und Innovationen werden weiterhin die Beauty- und Gesundheitsbranche bereichern, unter anderem Manuka Honigpulver. Die Forschung und Entwicklung rund um Manuka Honig verspricht aufregende Entdeckungen und Fortschritte in der Medizin, Kosmetik und Ernährung.

Unsere Reise hat gezeigt, dass die Natur uns immer wieder mit erstaunlichen Geschenken überrascht. Mit diesem Wissen können wir unsere Schönheit pflegen, unsere Gesundheit fördern und unser Wohlbefinden steigern. Manuka ist mehr als nur ein süßer Genuss – er ist eine Quelle der Vitalität und ein treuer Begleiter auf unserem Weg zu natürlicher Schönheit und Gesundheit.

Abschließende Worte

Meine liebe Leserin, mein lieber Leser,

ich hoffe, dieses Buch hat deine Neugier auf Manuka Honig geweckt und dich inspiriert, die beeindruckenden Anwendungsmöglichkeiten zu entdecken. Du solltest verstehen, dass Manuka Honig trotz seiner bemerkenswerten Eigenschaften immer noch als Geheimtipp gehandelt wird, wenn es um Schönheit, Gesundheit und Wohlbefinden geht. Das bedeutet, dass du eine(r) unter den Ersten bist, die von seinem enormen Potenzial profitieren können.

Ich verstehe, dass Manuka Honig nicht immer preiswert ist, aber ich möchte dich ermutigen, nicht an der Qualität zu sparen. Dieser Honig ist es wert. Wenn du die besten Ergebnisse erzielen möchtest, zahlt sich die Investition in hochwertigen Manuka Honig aus. Meiner Meinung nach sollte man auf keinen Fall sparen, wenn es um die Themen Schönheit und vor allem Gesundheit geht!

Meine Bitte an dich: Rezensionen und Empfehlungen sind für Autoren von unschätzbarem Wert. Wenn dir dieses Buch gefallen hat und du die darin enthaltenen Informationen nützlich fandest, würde ich mich über deine Rückmeldungen und Rezensionen (auf Amazon bzw. Kindle) sehr freuen. Dein Feedback hilft nicht nur mir, sondern auch anderen Leserinnen und Lesern, die nach Antworten und Inspiration suchen. Vielleicht hast du auch Lust, dieses Buch deinen Liebsten weiterzuempfehlen, damit auch sie die Vorzüge dieses tollen Produktes für sich entdecken und kennenlernen.

Ich möchte mich bei dir für deine Neugier und dein Interesse an diesem Buch bedanken. Ich habe mein Wissen und meine Leidenschaft für Manuka Honig in dieses Buch gesteckt, in der Hoffnung, dass es dir dabei hilft, natürliche Schönheit und Gesundheit zu entdecken.

Lass dich von den vielen Möglichkeiten, die Manuka Honig bietet, inspirieren. Probiere gerne die Rezepte und Anwendungen aus. Vertraue auf die Wissenschaft und die jahrhundertealte Tradition, die hinter diesem außergewöhnlichen Honig stehen.

Ich wünsche dir viel Freude und Erfolg auf deiner eigenen Reise mit Manuka Honig. Möge er dein Leben genauso magisch bereichern, wie er meines bereichert hat. Ich wünsche dir von Herzen alles Liebe! Bleib gesund!

Mit honigsüßen Grüßen,

Dein Marcus

Instagram

 MANUKA.MAGIC

Like   Comment   Save   Share

www.manuka-magic.net

Und vergesse bitte nicht
das Buch zu bewerten,
wenn es dir gefallen hat!

Dankeschön!
Dein Marcus